国家级实验教学示范中心
全国高等院校医学实验教学规划教材

供临床、预防、基础、口腔、麻醉、影像、药学、检验、护理、法医、中医等专业使用

医学微生物学实验指导

主　编　王　琦　张艳丽
副主编　王大军　摆　茹
编　委　（以姓氏笔画为序）
王　浩　王　琦　王大军　苏春霞
杨志伟　张艳丽　林　源　梁锦屏
韩　梅　摆　茹

科学出版社
北　京

内 容 简 介

《医学微生物学实验指导》一书涵盖了本科医学微生物学教材中所要求的主要实验内容,全书分为15章,共30个实验项目。本书以其科学性、基础性、实用性、先进性为原则,可满足本、专科各层次、各专业学生实验要求。每项实验都分别介绍了实验目的、实验原理、实验材料、实验方法及结果观察等。对于操作相对复杂的实验项目及学生实验中常出现的问题,结合多年的教学经验,增设了"注意事项",并在相应实验后增加了讨论题,有助于提高学生分析问题、解决问题的能力。本书中各实验内容相对独立,在教学过程中可根据专业层次选择相应实验内容。本书也可作为从事相关专业工作人员的参考用书。

图书在版编目(CIP)数据

医学微生物学实验指导/王琦,张艳丽主编.—北京:科学出版社,2013.8

国家级实验教学示范中心·全国高等院校医学实验教学规划教材

ISBN 978-7-03-038198-9

Ⅰ.医…　Ⅱ.①王…　②张…　Ⅲ.医学微生物学-实验-医学院校-教学参考资料　Ⅳ.R37-33

中国版本图书馆CIP数据核字(2013)第169414号

责任编辑:王　颖　李国红/责任校对:宣　慧

责任印制:肖　兴/封面设计:范璧合

科学出版社出版

北京东黄城根北街16号

邮政编码:100717

http://www.sciencep.com

骏杰印刷厂印刷

科学出版社发行　各地新华书店经销

*

2013年8月第　一　版　开本:787×1092　1/16

2013年8月第一次印刷　印张:7

字数:156 000

定价:19.80元

(如有印装质量问题,我社负责调换)

前　　言

实验教学作为基础医学教学中的一项重要内容，在培养学生分析问题、解决问题及动手能力等方面发挥着十分重要的作用。医学微生物学实验教学是医学微生物学课程的重要组成部分，我们依据本科的教学大纲要求，结合多年的教学实践，组织编写了《医学微生物学实验指导》一书。

作为与理论教材相配套的实验教材，编写的指导思想首先是要体现与理论教材的统一性，内容上互相补充，力求简明扼要；其次是要体现实验教学的规律性和系统性，注重对学生基本理论和基本技能的双向训练；最后要体现教材的实用性和新颖性，注意适应学校的实验课开出能力和教学改革的需要，尽量体现可操作性，真正发挥对实验教学的指导作用。

基于上述原则，本书注意了以下几个方面：①兼顾各专业实验教学要求及特点，以基本的医学微生物实验技术为基础，力求内容完整、系统；②在选择实验技术、方法方面注意实用、先进及规范；③实验方法介绍尽量详尽，便于学生操作和应用。

本实验指导内容共 15 章，涉及 30 个实验。不同专业在实验教学过程中可根据教学要求选择相关实验内容。每个实验包括实验目的，实验原理，实验内容（材料、方法、结果分析及注意事项）等项目，同时在相应章节后附讨论题，以供学生独立思考、加深理解。

各位编委在本书编写过程中认真细致、齐心协力、尽职尽责，编写过程中还参考了国内外多种同类教材和书籍，本书凝聚了众多学者的心血，在此一并致以衷心的感谢！

随着医学教育和教学改革不断深入和发展，加之编者认识水平及教学经验所限，难免有不足之处，恳请广大师生及同仁提出批评和指正。

王　琦　张艳丽

2013 年 6 月

目　录

实验须知

一、医学微生物学实验的目的和要求

(一) 医学微生物学与免疫学实验课的目的

(1) 加深学生对理论知识的理解和运用。

(2) 学习和掌握医学微生物学与免疫学的基本操作技术。

(3) 培养学生从事科学实验的能力,即观察记录实验结果、整理分析实验资料、综合书写实验报告和论文的能力。

(4) 培养学生严谨求实的科学作风,独立分析和解决问题的能力,相互帮助和团结协作的精神。

(二) 医学微生物学与免疫学实验课的要求

(1) 严格遵守实验室规则,牢固树立"有菌观念",严格执行无菌操作。

(2) 实验前做好预习,明确实验目的、原理、主要方法步骤和注意事项,做到心中有数,提高实验的成功率。

(3) 实验时,应按指导所列的步骤依次进行,仔细观察并认真记录实验结果或绘图。几人同做一项实验时,要注意分工协作、密切配合;示教的实验要仔细观察,并联系有关理论进行积极思考;设计性实验以 4 ~ 8 人为单位,严格按照科研程序完成。实验过程中应注意科学合理地分配和运用时间。

(4) 实验完毕,应结合实验原理认真分析实验结果,得出可能的结论。若实验结果与理论不符合时,要加以分析讨论,以逐步提高自己的科学思维能力。实验课后,需按时按要求递交实验报告。

(5) 遵守实验室生物安全制度,防止发生各种事故。

二、医学微生物学实验室规则

医学微生物学实验室是一个病原微生物高度集中的场所,其实验对象大都是病原微生物,有传染的危险。为了防止病原微生物感染自身、污染环境以及扩散传播,要求同学们进入医学微生物学实验室必须严格遵守以下规则:

(1) 进入实验室必须先穿本室的实验服,必要的实验指导、书籍和文具带入后,应放在实验台下的抽屉里,其他个人物品如书包、衣物等一律不得带入实验室。

(2) 实验室内禁止饮食、吸烟、用嘴湿润铅笔或标签、以手抚摸头面部等行为。

(3) 每项微生物学实验,都要坚持无菌操作,既要防止临床标本及纯培养物被污染,更要防止临床标本或纯培养中的病原微生物感染人体或污染环境。

(4) 用过的吸管、滴管、试管、玻片等带菌器材,应放在指定的地方或含消毒液的容器内,不得放在桌面上或水池内,也不得将带菌液体倾入水槽。酒精灯不可互相点燃,以防发生意外。

(5) 若发生割破手指,菌液进入口、眼,或遇带菌材料破损,污染环境、物品等事故时,应立即报告老师,及时进行预防处理。

(6) 不可擅自搬动示教、实验器材或室内设施。爱护公物,节约使用实验材料。如有损坏,应立即向指导教师报告,主动在破损物品登记本上登记,某些物品需按规定酌情赔偿。

(7) 实验完毕,应清理桌面,把用过的物品放回原处(如显微镜、接种环、染色液、擦镜纸、香柏油、火柴等),需培养的物品按要求放入培养箱。

(8) 离开实验室前,应脱下实验服,按要求折好后放入抽屉内,在消毒液中将手浸泡5～10min,并用自来水冲洗干净后,方可离开。

(9) 值日生负责整理清洁实验室(包括桌面、地面、实验设备等),然后关好水、电、门、窗,脱衣洗手后离开。

(10) 未经许可,不得将实验室内任何物品(特别是菌种)带出室外。

(王 琦 韩 梅)

第一章　实验室生物安全

实验室是高等学校进行教学和研究的重要基地，重视实验室安全(laboratory biosafety，LAB)、保障实验者的人身安全及实验室财产安全、防止环境污染在当前显得尤为重要。加强病原微生物实验室的管理和安全防护措施、做到实验室安全管理工作标准化和规范化、保证实验者的身体健康及实验室安全运行是病原微生物实验室必须担负的责任。

一、生物安全概念

生物安全(biosafety)的概念有狭义和广义之分。狭义生物安全是指防范由现代生物技术的开发和应用(主要指转基因技术)所产生的负面影响，即对生物多样性、生态环境及人体健康可能构成危险或潜在风险。广义生物安全不仅针对现代生物技术的开发和应用，它涵盖了狭义生物安全的概念并且包括了更广泛的内容。大致分为3个方面：①人类的健康安全；②人类赖以生存的农业生物安全；③与人类生存有关的环境生物安全。

病原微生物实验室的生物安全是指避免危险生物因子造成实验人员暴露、向实验室外扩散，以防止实验人员感染和防止危险因子外泄而污染环境。

二、病原微生物的危害性分级和实验室安全分级

根据病原微生物对人和动物的传染性和危害性的强弱将病原微生物危害性划分为4级：第Ⅰ级危害群微生物，是指不会引起成人和动物疾病的病原；第Ⅱ级危害群微生物，是指可能引起人和动物疾病，但常规微生物操作技术可以防止实验室感染；即使发生感染，也可以采取相应措施进行有效预防和治疗的病原；第Ⅲ级危害群微生物，是指可能引起人和动物严重或致死的疾病，但发病后其他个体传播的可能性较少的病原；第Ⅳ级危害群微生物，是指能引起人和动物严重或致死的疾病，并可由病原体直接或间接地传播给其他个体，又缺乏有效预防和治疗措施的病原。

各国(组织)有关微生物风险和生物安全防护水平的定义有些差异。根据我国卫生行业标准《微生物和生物医学实验室生物安全通用准则》(WS 23322002)，生物安全防护实验室根据所处理的微生物及其毒素的致病能力和传染的危险程度等划分为4类。相应地，各级实验室的生物安全防护等级也分为4级，Ⅰ级最低，Ⅳ级最高。

按照WHO的分类法高等医药院校微生物教学实验室危险级别当属Ⅰ级，生物安全级别属Ⅰ级，实验室操作系统为GMT开放性试验工作台(Guidlin of Microorganisms Tast)，对人危害相对较低。

不同级别的生物安全实验室适用范围见表1-1。

表1-1　生物安全实验室的分级

实验室级别	微生物分类	生物危害性	防护能力	实验室用途
BSL-1	Ⅰ级 四类	无、很低	较低	基础教学、研究
BSL-2	Ⅱ级 三类	中	有	一般健康诊断、研究

续表

实验室级别	微生物分类	生物危害性	防护能力	实验室用途
BSL-3	Ⅲ级 二类	高	较高	特殊的诊断、研究
BSL-4	Ⅳ级 一类	很高	高	危险病原体

三、微生物实验室的安全防护与管理

实验室应配备必要的生物安全柜和其他的生物安全装置并能正确使用。可能产生致病微生物气溶胶或出现溅出的操作均应在生物安全柜中进行。应划分好无菌区和污染区，加强对实验物品的管理。在遵守相关法规和制度的基础上，实验室还应配有关生物安全知识方面的手册，手册包括以下内容：①评估实验中接触的微生物的危害级别；②标准或特殊安全操作规范；③个人防护要求；④意外发生时紧急处理程序；⑤生物废物处置方法；⑥实验室安全消毒程序；⑦内务管理制度；⑧人员培训方法和记录等。有关人员应熟知并遵照执行。

微生物实验不同于其他科目实验，面对的是具有不同程度感染性的微生物。对第一次接触微生物实验的实验者来讲，首先必须加强无菌观念，这不仅是保障实验顺利完成的前提，也是保证健康的重要措施。实验者应自觉学习涉及实验室生物安全的通用要求、病原微生物安全防护、医疗废物或危险品管理等国家和学校的有关法规、制度，学习掌握各种标准化、规范化的实验操作，熟悉实验室环境和安全措施，学习正确使用消防器材，掌握基本的急救知识和逃生技巧等。

总之，需认真学习并领会生物安全方面的知识及内涵，提高对生物安全重要性的认识，自觉遵守实验室生物安全管理的有关规定，采取有效措施，切实加强微生物实验室生物安全管理，严守实验室生物安全这道防线，最大限度地保护实验者自身安全和环境安全。

（王　琦　韩　梅）

第二章 细菌标本的检查方法

形态学检查方法是细菌检验中极为重要的鉴定手段之一，它不仅有助于细菌的初步识别，同时也是决定进行生化反应鉴定的重要步骤。细菌体积微小，无色透明，利用光学显微镜直接检查时一般只能观察到细菌的动力，若要研究细菌的形态、大小、排列方式、染色特性及特殊结构等，需行染色，并借助光学显微镜中放大倍数更高的油镜来观察。要研究细菌的超微结构，还需借助电子显微镜。

实验一 显微镜油镜使用法

【实验目的】

熟练掌握显微镜油镜的使用和维护方法。

【实验原理】

细菌体积微小，放大1000倍以上才能看清楚。由于油镜前透镜片孔径很小，且介质密度与空气密度不同，有些光线通过玻片标本后在空气中发生折射不能进入透镜（图2-1a），致使射入的光线较少，物象显现不清。若在透镜与玻片标本中间加上和玻片折光率（$n = 1.52$）相仿的香柏油（$n = 1.515$），则使进入透镜的光线量增加（图2-1b），视野变得明亮，物象清晰（图2-1）。另外，滴油能增加油镜孔径数值，又能提高显微镜的分辨率。

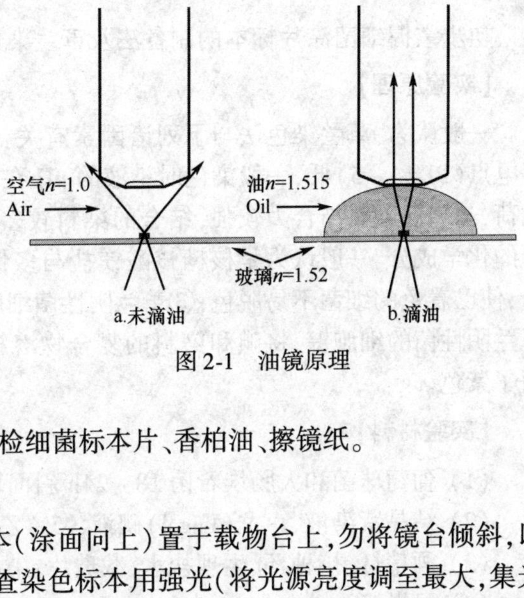

图2-1 油镜原理

【实验材料】

普通光学显微镜（以下简称显微镜）、被检细菌标本片、香柏油、擦镜纸。

【实验方法】

1. 对光 打开显微镜光源开关。将标本（涂面向上）置于载物台上，勿将镜台倾斜，以免液体标本和镜油流出。用低倍镜对光，检查染色标本用强光（将光源亮度调至最大，集光器升到最上，光圈完全打开），检查不染色的活体标本则宜用弱光（调整光源亮度至适宜，集光适当下降，光圈适当缩小）。

2. 调节焦距 先用低倍镜找到适宜视野，然后换用油镜检查。于标本上滴加镜油一滴（不要多加！使呈滴状切勿散开），然后用眼睛从侧面观察油镜头，缓慢转动粗螺旋，使载物台缓缓上升（或油镜头缓缓下降），至油镜头浸入油中接近玻片为止（注意调节粗螺旋时不要用力过猛、过急、以免损坏镜头或压坏标本）。通过目镜观察，同时再缓缓转动粗螺旋下降载物台或上升油镜头，当见到模糊图像时，转动细螺旋，上下调节即可见到清晰的物像。然后移动标本片，寻找理想的视野仔细观察。

根据所观察图像，绘图。

3. 显微镜油镜的保护 油镜用毕,先将油镜头上提,取下标本片,用擦镜纸滴加少许二甲苯或其他清洗剂将镜头的油擦掉(不能用手、布或其他纸张擦拭),再用干的擦镜纸擦干(注意擦的时候,只能沿镜头一个方向擦)。

显微镜使用完毕应将物镜转成"八"字形,使之不正对光线,载物台降至低点,降下聚光器,关上光圈,套上保护罩,登记使用情况后送入镜箱。

实验二 细菌的染色标本检查法——革兰染色

细菌个体微小,无色透明,不染色标本在镜下不易观察清晰。因此需采用适当的染色方法使菌体着色后,便可在镜下清晰地观察其形态特征,有助于细菌的鉴定。

细菌的等电点较低,pH 在 2 ~ 5,故在中性、碱性或弱碱性溶液中,菌体蛋白质电离后带负电荷,而碱性染料电离时染料离子带正电荷。所以,在微生物学中常采用亚甲蓝,碱性复红、结晶紫等碱性染料进行染色。

染色方法有单染色法与复染色法之分,只用一种染料使细菌着色的方法称单染色法,用两种以上染料染色的方法叫复染色法,后者主要有革兰染色法和抗酸染色法。此外,还有用于细菌的芽胞、鞭毛、荚膜、核质、细胞壁等的特殊染色法。

【实验目的】

初步掌握细菌涂片标本的制备法及革兰染色方法。

【实验原理】

一般认为,革兰染色法与下列诸因素有关:①革兰阳性菌等电点(PI=2 ~ 3)比阴性菌等电点(PI=4 ~ 5)低,一般染色时染液的 pH 在 7.0 左右,故阳性菌较阴性菌带有较多的阴电荷,与碱性染料结合力较强,结合的染料较多,不易脱色;②革兰阳性菌细胞内有某种特殊的化学成分,一般认为是核糖核酸镁盐与多糖的复合物,它与染料及媒染剂复合物相结合,使已着色的细菌不易脱色;③革兰阴性菌细胞壁通透性低,脱色剂(乙醇溶液)较易通过革兰阴性菌的细胞壁,将碘和染料的复合物溶解析出,容易脱色,而阳性菌则不易脱色,保留了紫色。

【实验材料】

(1) 葡萄球菌和大肠埃希菌 18 ~ 24h 斜面培养物。

(2) 结晶紫染液、卢戈(Lugol)碘液、95% 乙醇溶液、稀释石炭酸(苯酚)复红液。

(3) 酒精灯、接种环、生理盐水、载玻片、染色盘(架)、吸水纸本、洗瓶。

(4) 显微镜。

【实验方法】

1. 细菌涂片标本制作法

(1) 涂片:取清洁玻片一张,分别用记号笔在背面划出两个涂片范围,并用数字或简单符号标记,然后各加一小滴生理盐水。

将接种环在酒精灯火焰上烧灼灭菌,冷却后从细菌琼脂平板培养物蘸取少量细菌,放在玻片盐水滴旁轻轻涂抹,然后与全滴盐水混合,使成为均匀悬液,涂面直径约 1cm。接种环于火焰上再次烧灼灭菌后放还原处。

(2) 干燥:制成的涂片可使其自然干燥,也可放在火焰高处缓慢烘干。

(3) 固定:将干燥后的涂片在酒精灯上通过火焰三次,杀死细菌并使细菌粘着于玻片上,以免染色时脱落,固定又可使细菌蛋白凝固,而易于着色。

2. 革兰染色法

涂片⟶干燥⟶固定⟶结晶紫 $\xrightarrow{\text{水冲洗}}$ 碘液 $\xrightarrow{\text{水冲洗}}$ 乙醇溶液脱色 $\xrightarrow{\text{水冲洗}}$ 复红 $\xrightarrow{\text{水冲洗}}$ 干后镜检

(1min)　(1min)　(0.5min)　(1min)

(1) 结晶紫初染:在已固定好并冷却的涂片上滴加结晶紫 1 ~2 滴。染色液的量以能盖住涂膜面为宜,静置 1min 后,用细水流从玻片的一端把游离的染色液洗去。

(2) 碘液媒染:滴加碘液,作用 1 ~2min 后水洗。碘液是媒染剂,作用是使结晶紫染液与细胞结合更为牢固。

(3) 乙醇脱色:滴加 95% 乙醇数滴,转动玻片使乙醇在涂膜上流动,在此过程中可有紫色随乙醇脱下(约 30s),立即水洗。

革兰阳性菌经结晶紫初染与碘液媒染后,不易被乙醇脱色仍保留紫色;革兰阴性菌易被乙醇脱去紫色,而变成染色前的无色。

(4) 复红复染:滴加稀释复红染液 2 滴,作用 1min 后水洗。着上紫色的革兰阳性菌再经稀释复红的作用仍显紫色,而被乙醇脱色的革兰阴性菌则经稀释复红的作用而染成红色。

(5) 镜检:把玻片夹在吸水纸中,吸去玻片上的残留的水分,晾干,用显微镜油镜观察,记录实验结果。

观察镜下菌体颜色,染成紫蓝色为革兰阳性菌(G^+),染色成粉红色则为革兰阴性菌(G^-)。

【注意事项】

(1) 标本片不能涂的太薄或太厚,以免影响结果。

(2) 革兰染色成败的关键在于脱色时间。如脱色过度,革兰阳性菌可被脱色而被误认为是革兰阴性菌;如脱色时间过短,革兰阴性菌也会被认为革兰阳性菌。脱色时间的长短还受涂片厚薄、脱色时玻片晃动的快慢及乙醇用量多少等因素影响,难以严格规定。

(3) 染色过程中勿使染色液干涸,用水冲洗后,应甩去玻片上的残水,以免染色液被稀释而影响染色效果。

(4) 选用培养 16 ~24h 菌龄的细菌为宜。若菌龄太老,由于菌体死亡常使革兰阳性菌转呈阴性反应。

【讨论题】

(1) 使用油镜观察菌体形态时应该注意什么?

(2) 革兰染色的原理和意义是什么?革兰染色成败与否的关键是什么?

(王　琦　杨志伟)

第三章　细菌形态与结构的观察

实验三　细菌基本形态和特殊结构的观察

【实验目的】

通过镜下观察,掌握细菌的基本形态和特殊结构。

【实验材料】

葡萄球菌、大肠埃希菌、霍乱弧菌的革兰染色示教片,变形杆菌鞭毛染色示教片,肺炎链球菌荚膜染色示教片,破伤风梭菌芽胞染色示教片。

【实验方法】

将各示教片置油镜下观察,注意其形态、排列、染色性及有无特殊结构,并将观察结果描绘于记录本上。

【结果观察】

1. 葡萄球菌　革兰阳性(紫色),球形,常呈葡萄串状排列。

2. 大肠埃希菌　革兰阴性(红色),为两端钝圆的短杆菌,散在排列。

3. 霍乱弧菌　革兰阴性(红色),菌体有一个弯曲,呈逗点状,散在排列。

4. 变形杆菌鞭毛染色　可见菌体呈紫红色,周身有纤细、柔和的鞭毛,呈红色。

5. 肺炎链球菌荚膜染色　可见肺炎链球菌成双排列,菌体周围有一条未着色的环状带,即为荚膜。

6. 破伤风梭菌芽胞染色　可见菌体呈杆状,菌体顶端有一个比菌体大的圆形未着色空泡,此即为芽胞,整个菌体呈鼓槌状。

【实验报告】

(1) 绘图说明各种形态细菌的大小、形态、排列方式,并注明染色性及放大倍数。

(2) 绘图说明细菌的特殊结构,并注明染色方法及放大倍数。

【讨论题】

仅根据细菌的形态,能否鉴别细菌?

(王　琦　杨志伟)

第四章　细菌的培养与细菌的生理

实验四　细菌的人工培养

人工制备营养充足的培养基并提供适宜的温度、气体、pH 等培养条件,即能使细菌在体外环境迅速生长繁殖。细菌培养对临床上病原菌的分离鉴定、制备抗生素、制备疫苗等生物制品以及提供遗传工程所需的工具等都是必不可少的。因此,细菌的人工培养法是医学生应该掌握的又一个重要的技术。

一、培养基的制备

培养基是用人工方法配制而成的,专供各类微生物生长繁殖使用的混合营养物制品。常用的培养基有基础培养基、增菌培养基、选择培养基、鉴别培养基、厌氧培养基等。按照培养基的物理性状可分为液体、固体和半固体三类。

以下介绍常用基础培养基的制备。

(一)肉汤培养基

【实验材料】

营养肉汤粉、天平、滤纸、药勺、三角烧瓶、蒸馏水、玻璃棒、报纸、工程线、电热套、广泛试纸、1mol/L 的 HCl 及 NaOH 量筒。

【实验方法】

1. 称量　称取营养肉汤粉 1.8g(含牛肉膏 0.3g,蛋白胨 1g,氯化钠 0.5g)加入 100ml 蒸馏水中。

2. 溶解并调整 pH　用玻棒搅拌加热至完全溶解后用广泛试纸调 pH 为常规值 7.2～7.6(注意滴加酸碱溶液时必须一滴一滴加入,不可过量)。

3. 灭菌　按需要分装于三角瓶或试管,瓶口或管口塞棉塞,上加报纸或牛皮纸绑扎后置高压蒸汽灭菌器内,在 0.11Mpa(1.05kg/cm^2)压力下,温度达 121.3℃,维持 15～20min。

4. 备用　冷却后贴好标签,4℃冰箱储存备用。

(二)肉汤琼脂固体培养基

肉汤琼脂固体培养基也称作普通琼脂培养基,是最常用的固体培养基。根据需要可制成普通琼脂斜面和普通琼脂平板。在上述肉汤培养基中加入 2%～3% 琼脂即成。经高压灭菌后,趁热将试管斜置、冷凝,即成普通琼脂斜面培养基;或趁热取出后,稍冷,以无菌操作倾入灭菌的空培养皿,冷凝后即为普通琼脂平板。制作琼脂平板时,每一空皿(直径 6cm)需培养基 8～10ml。普通琼脂平板用于繁殖和分离培养细菌;普通琼脂斜面用于纯培养和保存菌种。

(三)肉汤琼脂半固体培养基

在上述肉汤培养基中加入 0.3%～0.5% 琼脂,加热溶化后,分装于小试管(10mm×

100mm),每管约 3ml,高压蒸汽灭菌后直立冷凝即成。

半固体培养基用于检查细菌的动力和细菌菌种的保存。

(四) 血液琼脂培养基

有些细菌营养要求较高,在普通琼脂培养基上生长不良,需要用血液琼脂培养基进行培养。

【实验材料】

普通琼脂培养基、脱纤维兔血或羊血。

【实验方法】

将已制成的普通琼脂培养基加热溶化,待冷至 55℃左右时,以无菌操作加入 5%~10% 的脱纤维兔血或羊血,混匀(注意勿产生气泡)后分装于灭菌试管或者无菌平皿制成血琼脂斜面或者血液琼脂平板,放置 37℃ 24h 进行质量监测,若无菌生长即可应用或者放置冰箱储存备用。

脱纤维血液的制备:将采取的全血以无菌操作技术注入装有玻璃珠(10~20 个直径 5mm 左右)的灭菌三角瓶中,塞好棉塞,单方向摇动烧瓶 5~10min 以脱去纤维蛋白使血液不凝固即成脱纤维血。

二、细菌的接种技术

接种技术一般分为分离培养接种法和纯种细菌接种法,正确的接种技术是获得典型的生长良好的细菌培养物所必需的。

(一) 接种环(针)的用法

接种环和接种针是细菌实验中不可缺少的工具。接种环常用于细菌划线分离和纯种细菌移种,也用于涂片标本的制作。接种针主要用于挑取单个菌落和半固体培养基穿刺接种。使用时右手拿接种环(针)的绝缘柄呈持笔状,先在酒精灯外焰中烧红金属丝部分,再平持接种环(针),边捻动绝缘柄边使金属柄在火焰中往返通过 3 次使灭菌,冷却(3~5s)后即可取菌对待测标本进行细菌接种或涂片。用毕切记立即以同法灭菌后再搁置试管架上。

(二) 平板培养基分离划线接种法

被检材料如粪便、痰、脓汁、尿液、脑脊液等常混杂有多种细菌,平板划线法可使混杂的细菌在琼脂平板表面分散生长,各自形成不同的菌落,再根据菌落的形态特征,挑选单个菌落继续培养,以此分离获得纯种细菌,用于进一步的研究、鉴定或保存。

【实验材料】

葡萄球菌、大肠埃希菌混合 18~24h 肉汤培养物、普通平板培养基、接种环、酒精灯、37℃培养箱等。

【方法与结果】

接种方法包括连续划线法与分区划线法。

(1) 连续划线法:此法用于含菌量较少的标本。

1）烧灼接种环，待冷，取一接种环菌液。左手斜持平皿（45°角），用拇指打开皿盖，使其与皿底间分开成 2～3cm 宽的缝隙，靠近火焰周围，右手握持蘸菌的接种环伸入皿内，在平皿上端 1/6 范围来回划线，密集涂布。

2）烧灼接种环，待冷后（是否冷却可在平板培养基边缘无菌处接触一下，若琼脂熔化表示尚未冷却），通过原划线处作连续平行划线（图 4-1）。划线时使接种环与平板成 30°～40°角，轻触平板，用腕力将接种环在平板表面行轻快的滑移动作来回划线，划线间距适当，不能重叠，接种环也不能嵌入培养基内划破琼脂表面，并注意无菌操作，避免空气中的细菌污染。

3）接种完毕后，盖皿盖，将接种环灭菌后放回原处，用记号笔在皿底注明标本名称，接种者班级、姓名、日期等，将培养皿倒置（平皿底面朝上，以避免培养过程中凝结水自皿盖滴下），送进温箱。

4）经 37℃18～24h 孵育后取出，观察划线上的菌落，应注意其大小、边缘、表面、透明度、色泽、溶血性等。不同细菌其菌落特征不同，可用于菌种鉴定。

（2）分区划线法：此法用于粪便等含菌量较多的标本。

1）标记平板培养基：于平板培养基底部用记号笔注明接种菌名、接种者姓名或组别、日期等。

2）取菌接种：右手持接种环烧灼灭菌后，与上述同法从菌种管取菌。打开皿盖，将蘸菌的接种环在琼脂平板培养基表面之一端涂成一薄膜后开始往下来回划线，划线要密但不重复。此为第一段划线（约占平板总面积的 1/5）。划线时接种环与培养基表面呈 30°～40°角，以腕力控制接种环，在平板培养基表面轻轻来回滑动，接种环不应划破培养基。

第一段划线结束后，将接种环通过火焰灭菌，待冷却后行第二段划线。第二段划线须将接种环先通过第一段划线处 1～2 次方可做第二段连续划线，划毕用火焰灭菌接种环，冷后再通过第二段划线处 1～2 次后做第三段划线。如此共做 4～5 区段的划线（图 4-1）。这样，区段划线内的细菌数会逐渐减少，经过培养以后可获得单个菌落。接种完毕，将接种环通过火焰灭菌放回原处，盖好培养皿盖。

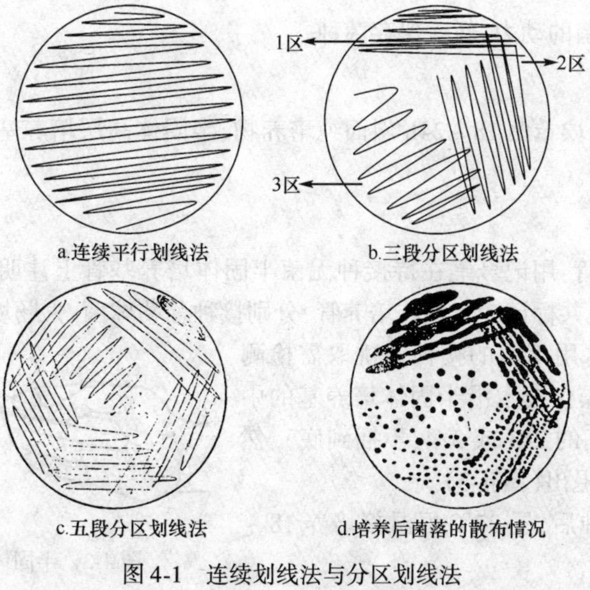

a.连续平行划线法　b.三段分区划线法

c.五段分区划线法　d.培养后菌落的散布情况

图 4-1　连续划线法与分区划线法

3）培养：倒置平板使底部在上，放37℃温箱中24h后观察结果。

4）结果：观察在划线的最后一个区是否出现单个菌落。

（三）斜面培养基接种法

通常是从平板培养基上挑取单个菌落，移种在斜面培养基上，使其增殖成大量的纯种细菌，为进一步做各种试验提供菌源。也可为研制诊断、预防、治疗等生物制剂提供基础，有时也可用斜面培养基保存菌种（图4-2）。

【实验材料】

大肠埃希菌18～24h琼脂平板培养物、斜面培养基、接种针、酒精灯、37℃培养箱等。

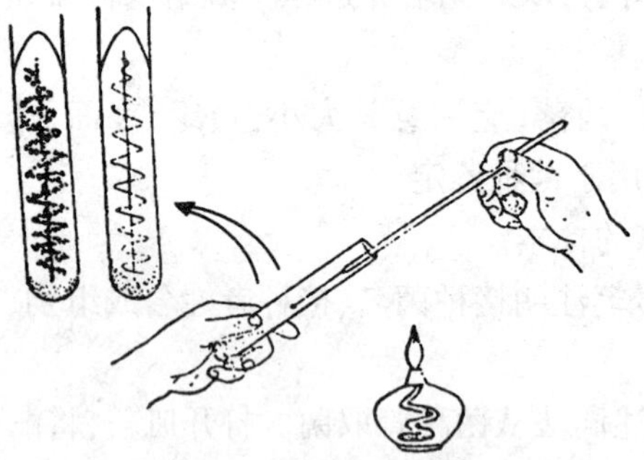

图4-2 斜面接种法示意图

【方法与结果】

（1）标记培养管：用记号笔在待接种斜面培养基管上标记接种者姓名或实验组号及菌名等。

（2）取菌接种：右手持无菌的接种针从琼脂平板培养物中挑选单个菌落，左手迅速取斜面培养基管，用拇指、食指和中指紧握其下端，并使培养基的斜面向上，以右手小指和无名指夹住棉塞旋转拔出，管口立即通过火焰灭菌，速将蘸菌的接种针伸入试管内，先从斜面底部向顶端划一条直线，然后再自下而上与直线垂直蜿蜒重复划线接种。

（3）培养：接种毕，试管口通过火焰灭菌，塞上棉塞。接种环烧灼灭菌后放还架上。斜面放入37℃温箱内培养24h后观察生长情况。

（4）结果：观察细菌在琼脂斜面上的菌苔性状，是否均质、透明度、表面湿润或干燥、有无色素产生等。

（四）半固体培养基接种法

常用于检查细菌的动力、暂时保存菌种。

【实验材料】

葡萄球菌、大肠埃希菌18～24h斜面纯培养物、半固体高层培养基、接种环、接种针、酒精灯、37℃培养箱等。

【方法与结果】

（1）标记培养管：用记号笔在待接种无菌半固体培养基管上注明接种菌名、接种者姓名或组别、日期等。共标记2支液体培养管，分别接种葡萄球菌、大肠埃希菌。

（2）取菌接种：用灭菌的接种针挑取需检测的培养物，以无菌操作技术沿半固体培养基的中轴刺入（深达培养基的2/3或3/4，不插到底），然后迅速沿原穿刺线退出（图4-3）。

（3）培养：接种后，置37℃恒温箱培养18～24h，观察结果。

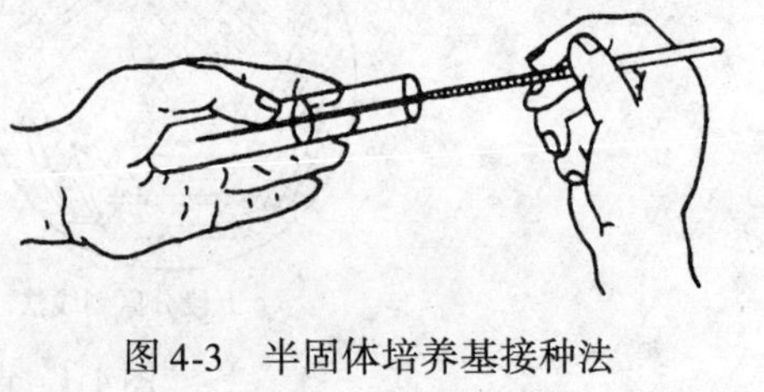

图4-3 半固体培养基接种法

(4) 结果:无鞭毛菌,无动力,只沿穿刺线生长;有鞭毛的细菌有动力,细菌向四周扩散生长。

(五) 液体培养基接种法

本法常用于增菌或者鉴别培养。

【实验材料】

葡萄球菌、乙型溶血性链球菌、枯草杆菌 18 ~24h 斜面纯培养物、肉汤液体培养基、接种环、接种针、酒精灯、37℃培养箱等。

【方法与结果】

(1) 标记培养管:用记号笔在待接种无菌肉汤液体培养管上注明接种菌名、接种者姓名或组别、日期等。共标记 3 支液体培养基,分别接种 3 种细菌。

(2) 取菌接种:基本上同固体斜面接种法,不同处,仅在取菌后,接种环应在液体培养基管接近液面的管壁处轻轻研磨均匀,然后将试管稍倾斜,使菌种混匀于肉汤中即可(图 4-4)。

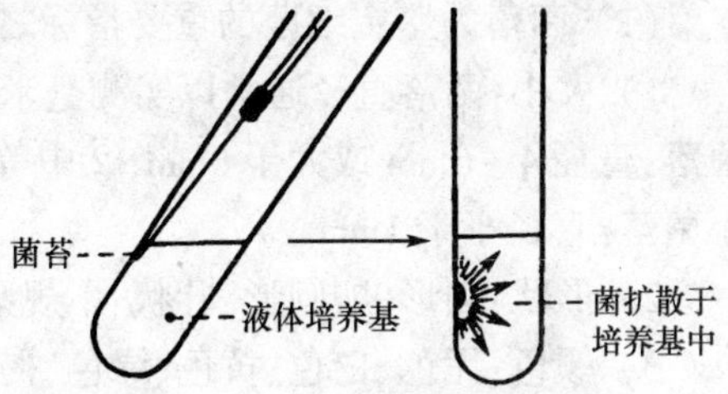

图 4-4 液体培养基接种法

(3) 培养:将接种好的培养基置试管架上,放 37℃恒温箱内培养,24h 后观察。

(4) 结果:不要振荡试管,注意观察细菌在肉汤培养基中的生长现象:培养液均匀混浊(葡萄球菌);沉淀生长(乙型溶血性链球菌);表面形成菌膜(枯草杆菌)。

三、细菌的培养法

根据待检细菌的生物学特性和培养目的,可选择采用一般培养法、二氧化碳培养法及厌氧培养法。

(一) 一般培养法

一般培养法又称需氧及兼性厌氧菌培养法。将已接种好的平板、斜面、液体培养基置于 37℃恒温箱中,经 18 ~24h 培养后,一般可长成肉眼可见的培养物。如菌量很少或生长缓慢的细菌则需培养 3 ~7d 甚至 1 个月才可见培养物生长。

(二) 二氧化碳培养法

某些细菌如脑膜炎球菌,淋球菌及肺炎链球菌、军团菌等培养于含有 5%~10% CO_2 环境下才能迅速生长,尤其是自标本中初次分离时更为重要。常用的 CO_2 培养方法有:二氧化碳培养箱法、烛缸法、化学法(碳酸氢钠法)等。

(三) 厌氧培养法

培养厌氧菌时,需将培养环境或者培养基中的氧气去除,或将氧化型物质还原,降低其氧化还原电势,厌氧菌才能生长。厌氧培养的方法有很多,一般实验室较常用的有:厌氧缸法、化学方法、生物学方法等。

四、细菌的生长情况观察

细菌的种类不同,其生长情况也有差别,因而观察细菌的生长情况,对于研究鉴别细菌很重要。下面介绍几种细菌生长情况的观察方法。

(一) 细菌在固体琼脂平板上生长情况的观察

【实验材料】

(1) 普通琼脂平板分别接种金黄色葡萄球菌、大肠埃希菌、枯草杆菌、变形杆菌。

(2) 血琼脂平板分别接种金黄色葡萄球菌、柠檬色葡萄球菌。

【方法与结果】

选择细菌分散生长、形成单个菌落区域中的菌落进行观察。

(1) 菌落为鉴定细菌的重要指标之一,主要观察项目有以下几点。

1) 大小:菌落直径通常以实测毫米数表示,也可按习惯描述为针尖大、粟粒大等。①大菌落:直径4~6mm或大于6mm;②中等菌落:直径2~4mm;③小菌落:直径1~2mm;④细小菌落:直径小于1mm。

2) 形状:圆形、卵圆形、叶状、不规则形、放射状等。

3) 颜色:无色、白色、黄色、绿色、褐色等。色素有脂溶性和水溶性两种,脂溶性仅菌落有颜色,培养基不着色;水溶性则菌落和培养基均着色。如色素不明显,可用滤纸条轻轻蘸菌落表面,如有色素产生,可使滤纸染成相应颜色(沾有细菌的滤纸条观察后投入消毒缸里)。

4) 表面:凸起、扁平、中心凹陷等;光滑、粗糙、皱纹、颗粒状等;湿润(有光泽)、干燥(无光泽)等。

5) 边缘:整齐、不整齐(可有颗粒样,羽毛样、锯齿状、毛发状等)。

6) 透明度:透明、半透明、不透明等。

7) 溶血性:指细菌于血琼脂培养基上生长后对其周围血液中血细胞的溶解情况,可分为完全溶血(β型溶血)、不完全溶血(α型溶血)和不溶血。

8) 迁徙生长现象:主要用于对变形杆菌的鉴别。

(2) 根据以上观察特点,可将菌落分为三个类型:

1) 光滑型菌落(smooth type colony):又称S型菌落,此种菌落特点为表面光滑、湿润、边缘整齐,至于其他特点如凸起或扁平、色素、透明度、溶血等可因菌种而异。

2) 粗糙型菌落(rough type colony):又称R型菌落,此种菌落表面粗糙、干燥、边缘不整齐。

3) 黏液型菌落(mucoid type colony):又称M型菌落,此型菌落表面光滑、湿润,呈黏液状,以接种环触之可拉出丝状物。

固体平板上,菌量多的部分,菌落常融合成片,形成菌苔。

(二) 细菌在液体培养基中生长情况的观察

【实验材料】

肉汤培养基、枯草杆菌、大肠埃希菌或葡萄球菌、链球菌。

【方法与结果】

肉汤在未接种细菌前是澄清的，接种细菌后可有以下3种生长现象：

(1) 混浊生长：整管液体变混浊。

(2) 沉淀生长：上层培养液澄清，管底有絮状或颗粒状沉淀物。

(3) 形成菌膜：培养液澄清，表面形成一层菌膜。

(三) 细菌在半固体培养基中生长情况观察

【实验材料】

半固体培养基、大肠埃希菌、葡萄球菌。

【方法与结果】

在半固体培养基中，无鞭毛细菌沿接种线生长，接种线清晰，培养基澄清；有鞭毛细菌弥散生长，接种线模糊不清，周围培养基变混浊；借此可以判断细菌有无动力。

实验五　细菌的生化反应

细菌在代谢过程中可形成各种合成代谢产物和分解代谢产物。由于不同细菌的酶系统不同，因此它们对营养物质的分解能力和代谢产物也各不相同，借此可区别和鉴定细菌的种类。利用生化反应试验的方法，检测细菌对各种基质的代谢作用及其代谢产物的不同，借以区别和鉴定细菌的方法，称为细菌的生化反应试验。

一、单糖发酵试验

【实验原理】

不同细菌具有发酵不同糖类的酶，因而分解糖类的能力各不相同。有的能分解某些糖产酸，有的则既能产酸又能产气，有的则不能分解，据此可以鉴别细菌。常用的糖(醇)有葡萄糖、乳糖、麦芽糖、甘露醇、蔗糖等。

【实验材料】

大肠埃希菌、伤寒杆菌、痢疾杆菌18～24h琼脂斜面培养物、乳糖液体发酵管、葡萄糖液体发酵管。

【实验方法】

(1) 将大肠埃希菌、伤寒杆菌、痢疾杆菌分别用接种针以穿刺法接种于乳糖及葡萄糖发酵管中，经37℃孵育18～24h后观察结果。

(2) 培养基变混浊说明细菌生长，其中的糖是否被分解，根据以下现象判定：

1) 指示剂仍为紫色不变，表示细菌不分解该糖，用“-”表示。

2) 指示剂由紫变黄，表示细菌分解该糖，产酸不产气，用“+”表示。

3) 指示剂由紫变黄，并有气泡产生，表示细菌分解该糖产酸又产气，用“⊕”表示。

注：液体单糖发酵管是在无糖肉汤或蛋白胨水中加入1%糖类，指示剂常用溴甲酚紫，pH感应界为5.6～6.6，色调由黄→紫。

【实验结果】

实验结果见表 4-1。

表 4-1 不同细菌对糖的酵解作用

糖类＼菌名	大肠埃希菌	伤寒杆菌	痢疾杆菌
乳糖	⊕	−	−
葡萄糖	⊕	+	+

二、吲哚(靛基质)试验

【实验原理】

某些细菌具有色氨酸酶,能分解蛋白胨中的色氨酸而生成吲哚(靛基质)。吲哚本身无色,不能直接观察,需与吲哚试剂中的对二甲基氨基苯甲醛作用,形成玫瑰红色吲哚,即为吲哚试验阳性。本试验常用于某些肠道杆菌的鉴别。

【实验材料】

大肠埃希菌、产气杆菌琼脂斜面 18 ~24h 培养物、蛋白胨水培养基、吲哚试剂。

【实验方法】

(1) 分别接种大肠埃希菌、产气杆菌于蛋白胨水培养基中。

(2) 37℃孵育 24 ~48h 后取出,沿管壁缓缓加入 2 ~3 滴吲哚试剂于液面上,静置数分钟,观看是否变色。

【实验结果】

阳性者可见上层试剂呈玫瑰红色,仍呈黄色者为阴性。

大肠埃希菌(+),产气杆菌(-)。

三、甲基红试验

【实验原理】

某些细菌在糖代谢过程中,分解葡萄糖产生丙酮酸,丙酮酸可进一步分解,产生甲酸、醋酸、乳酸等,使培养基的 pH 降至 4.5 以下,当加入甲基红试剂则呈红色,为甲基红试验阳性。若细菌分解葡萄糖产酸量少,或者产生的酸进一步转化为其他物质(如醇、酮、醛、气体和水等),则培养基的酸度仍然在 pH 6.2 以上,此时加入甲基红指示剂呈黄色,是为阴性。

【实验材料】

大肠埃希菌、产气杆菌琼脂斜面 18 ~24h 培养物;葡萄糖蛋白胨水培养基;甲基红试剂。

【实验方法】

(1) 分别接种大肠埃希菌、产气杆菌于葡萄糖蛋白胨水培养基中。

(2) 37℃孵育 24h 后取出,加入甲基红试剂,静置数分钟观察。

【实验结果】

呈红色者为阳性,黄色者为阴性。大肠埃希菌(+),产气杆菌(-)。

四、V-P 试验

【实验原理】

一些细菌在糖代谢过程中,分解葡萄糖产生丙酮酸,丙酮酸脱羧产生乙酰甲基甲醇,乙酰甲基甲醇在碱性溶液中,被空气中的氧氧化为二乙酰,进而与培养基内蛋白胨中精氨酸所含的胍基起作用,生成红色化合物,则为 V-P 试验阳性。若培养基中胍基含量较少,则可加入少量含胍基化合物,如肌酸或肌酐等。

【实验材料】

大肠埃希菌、产气杆菌琼脂斜面 18 ~ 24h 培养物;葡萄糖蛋白胨水培养基;肌酸或肌酐;α-萘酚。

【实验方法】

(1) 分别接种大肠埃希菌、产气杆菌于葡萄糖蛋白胨水培养基中。

(2) 37℃孵育 24h 后取出,加入少量肌酸或者肌酐及 α-萘酚,静置数分钟观察。

【实验结果】

呈红色者为阳性,黄色者为阴性。大肠埃希菌(-), 产气杆菌(+)。本实验常与甲基红试验一起使用,因为前者阳性的细菌,后者通常为阴性。

五、枸橼酸盐利用试验

【实验原理】

某些细菌能以铵盐为唯一氮源,并且利用枸橼酸盐作为唯一碳源,可在除枸橼酸盐外不含其他碳源的培养基上生长,分解枸橼酸盐生成碳酸盐,使培养基变碱性,培养基中的指示剂溴麝香草酚蓝由淡绿色转为深蓝色,是为枸橼酸盐利用试验阳性。

【实验材料】

大肠埃希菌、产气杆菌琼脂斜面 18 ~ 24h 培养物;枸橼酸盐培养基;溴麝香草酚蓝指示剂。

【实验方法】

(1)分别接种大肠埃希菌、产气杆菌于枸橼酸盐培养基中。

(2)37℃孵育 24h 后取出,观察结果。

【实验结果】

呈深蓝色为阳性,淡绿色者为阴性。大肠埃希菌(-), 产气杆菌(+)。

细菌的生化反应是鉴别细菌的重要手段。其中吲哚(I)、甲基红(M)、V-P(V)、枸橼酸盐利用(C)四种实验常用于肠道杆菌的鉴别,合称为 IMViC 试验。例如,大肠埃希菌与产气杆菌同属肠道杆菌,且形态相似,不易区别,可用 IMViC 试验来鉴别。大肠埃希菌的试验结果为"++--",产气杆菌则为"--++"。

六、硫化氢试验

【实验原理】

某些细菌能分解培养基中的含硫氨基酸(如胱氨酸、半胱氨酸)生成 H_2S,如遇醋酸铅或硫酸亚铁，则形成黑色的硫化铅或硫化铁沉淀，借以鉴别细菌。

【实验材料】

大肠埃希菌、变形杆菌 18 ~ 24h 斜面培养物；醋酸铅培养基。

【实验方法】

(1) 分别穿刺接种大肠埃希菌、变形杆菌于 2 支醋酸铅培养基内。

(2) 37℃孵育 24h 后观察结果。

【实验结果】

穿刺部位呈黑褐色者为阳性，不变颜色者为阴性。

大肠埃希菌(-)，变形杆菌(+)。

七、尿素酶试验

【实验原理】

某些细菌如变形杆菌具有尿素酶，因此，在含有尿素的培养基中，能分解尿素产生大量氨，使培养基变碱，使培养基中的酚红指示剂显红色，借此可鉴别细菌。

【实验材料】

大肠埃希菌、变形杆菌的 18 ~ 24h 斜面培养物；尿素培养基。

【实验方法】

(1) 分别将大肠埃希菌、变形杆菌接种于两支尿素培养基上。

(2) 37℃孵育 24h 观察结果。

【实验结果】

尿素培养基变红色者为阳性，颜色不变为阴性。

大肠埃希菌(-)，变形杆菌(+)。

【讨论题】

(1) 分区划线法的意义何在？操作过程中有哪些注意事项？

(2) 对琼脂平板上出现的菌落，你如何识别是接种上去的，还是污染的杂菌？

(3) 细菌的生化反应主要有哪些？其在医学实践中有何意义？

(4) 简述常见的细菌生化反应的结果判定。

（王　琦　杨志伟）

第五章　理化及生物因素对细菌的影响

细菌种类繁多,繁殖迅速;分布广泛,不论是在自然界的空气、土壤、水、食物各种物体和器械表面,还是在动物和人的皮肤黏膜以及与外界相通的腔道中,都有细菌存在。细菌在自然界会受周围环境中各种因素的影响,当环境适宜时,细菌能正常生长繁殖;否则,细菌的生长会受到抑制甚或死亡。因此了解细菌在自然界及正常人体的分布,对于医疗实践及某些科学实验中树立无菌观念有着重要的意义。

实验六　细菌在自然界及正常人体的分布

【实验目的】

熟悉细菌在自然界及正常人体中分布的意义,建立无菌观念。掌握消毒灭菌的方法及无菌操作技术。

【实验材料】

普通琼脂平板、乙醇或碘伏、肥皂、刷子。

【实验方法】

1. 空气中细菌的观察　取普通琼脂平板数个,其中一只不开盖放于实验桌上,其余分别放在实验桌上、地上、走廊等处,打开皿盖,让培养基直接暴露于空气中 15min,盖好盖;同时设一个不开盖放置同样时间的琼脂平板为对照。倒置放入 37℃孵箱培养 18 ~24h,观察细菌的生长情况和数量。

2. 手指皮肤消毒前后细菌的检查　取普通琼脂平板一个,用标记表在平皿底部将它划分为六等份(每人三格),分别注明“洗手前”、“刷手后”和“消毒后”。将右手食指用无菌生理盐水浸湿,在“洗手前”的平板表面轻划一个“十”字;然后用肥皂刷洗该手指两遍,每遍 1min,待潮干后在“刷手后”的平板表面划“十”字;最后 75% 乙醇溶液泡手 5min,稍干后,在“消毒后”的平板表面画个“十”字,将平板置 37℃孵箱培养 24h 后观察并记录结果。

【实验结果】

观察培养结果,计算细菌的菌落数。

附:细菌菌落的计数方法

(1) 选择生长均匀,无片状菌苔生长的平皿观察。一般先用肉眼观察,用记号笔在平板底上进行点数(以免遗漏),然后再持放大镜检查有无遗漏的微小菌落。

(2) 如菌落多而密集,可用分区法或菌落计数器计数。分区法是用记号笔在平皿底部通过圆心做垂直线,分为四区,再分别选择菌落密集和稀疏的两个区,再做平分线,使每一小区为平皿面积的 1/8 或 1/16,然后再分别挑选菌落稀疏和密集的两小区进行计数,所得数乘以 8 或 16,即为该平皿的菌落总数(图 5-1)。

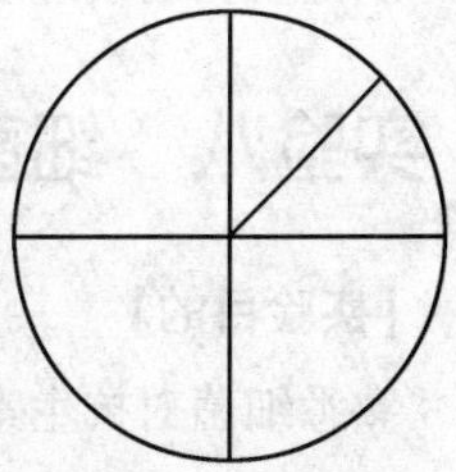

图 5-1　分区法计数

(3) 简易的菌落计数器是一块玻璃板上刻划有144个面积为1平方厘米的正方形小格。将长有菌落的培养皿放上,计算10个小方格内的菌落数,如为30个,则平均1小方格为3个菌落。若培养皿直径是9cm,则半径为4.5cm,整个培养皿上的菌数是$3\times3.1416\times(4.5)^2=191$个菌落。

实验七 紫外线杀菌作用

【实验目的】

掌握消毒灭菌的方法及无菌操作技术。

【实验原理】

紫外线有杀菌能力,在波长在240~280nm具有杀菌能力,其中以265~266nm的紫外线杀菌力最强。其杀菌作用主要是因为DNA吸收了紫外线,致使胸腺嘧啶形成二聚体,从而干扰细菌DNA的复制,轻则发生突变,重则导致死亡。但紫外线穿透力弱,不能透过普通玻璃和有色纸张,所以,只适用于直接照射的物体表面消毒或空气(如无菌室、外科手术室和病房)等消毒。

【实验材料】

(1) 菌种:大肠埃希菌18~24h琼脂斜面培养物。

(2) 培养基:普通琼脂平板。

(3) 无菌黑色图案纸片、超净工作台、镊子。

【实验方法】

(1) 取普通琼脂平板三个,用接种环取大肠埃希菌琼脂培养物,密集划线接种于整个平板表面。

(2) 将上述平皿放在超净工作台内距紫外灯管20~30cm处,一个盖皿盖、一个开皿盖、另一个揭去皿盖后,盖一张无菌黑色图案纸片,打开紫外线灯照射30min。

(3) 照射完毕,无菌操作取出黑纸片,盖好平皿盖,做标记。置37℃孵箱培养18~24h。

(4) 从孵箱取出平板,观察培养基表面细菌生长情况。

【实验结果】

黑色图案纸片图案处,暴露在紫外线灯下的培养基表面无生长或仅有少量的细菌生长,形状同黑纸片形状。而纸片周围覆盖处细菌生长良好,形成灰白色菌苔。

【注意事项】

杀菌波长的紫外线对人体皮肤,眼睛有损伤作用,使用时应注意防护。

实验八 细菌对抗菌药物的敏感性试验——纸片扩散法

【实验目的】

熟悉细菌对抗生素敏感试验的操作方法和临床意义。

【实验原理】

将干燥的浸有一定浓度抗菌药物的滤纸片放在已接种一定量某种细菌的琼脂平板上,

经培养后,可在纸片周围出现无细菌生长区,称抑菌圈。测量抑菌圈的大小,即可判定该细菌对某种抗菌药物的敏感程度。体外药敏结果可作为患者治疗选用药物的参考。

【实验材料】

(1) 菌种:大肠埃希菌或金黄色葡萄球菌 18 ~ 24h 琼脂斜面培养物。

(2) 培养基:普通琼脂平板。

(3) 药敏纸片(青霉素、链霉素、红霉素、庆大霉素、复合磺胺等),小镊子等。

【实验方法】

(1) 取琼脂平板一个,将平板分为五等份,并做相应标记。

(2) 用接种环取大肠埃希菌于琼脂平板培养基表面做密集划线。

(3) 在培养皿的底部做好标记,分别标上 1、2、3、4、5 记号,代表抗菌药物纸片的种类,各纸片间的距离要大致相同。

(4) 用烧灼后冷却的小镊子以无菌操作技术先夹取一张无菌不含抗生素的滤纸片平贴于平板中央,再分别夹取含抗生素的各种滤纸片平贴于各相应区中央,盖上皿盖,做好标记。

(5) 置 37℃ 培养 18 ~ 24h,观察各种抗生素的抑菌情况。

【实验结果】

根据药物纸片周围抑菌圈直径的大小来判断该菌对各种药物的敏感程度。判断标准见表 5-1。

表 5-1　抗菌药物敏感性试验执行标准 M100-S19 Vol. 29 No. 3(2009 年 1 月)

	试验/报告分组	抗菌药物	纸片含药量	抑菌环直径(mm)			注释
				S	I	R	
肠道杆菌抑菌环直径解释标准	A	青霉素	10μg	≥17	14 ~ 16	≤13	
	A	庆大霉素	10μg	≥15	13 ~ 14	≤12	
	O	链霉素	10μg	≥15	12 ~ 14	≤11	
	U	磺胺	250μg 或 300μg	≥17	13 ~ 16	≤12	磺胺异噁唑可替代目前任何磺胺制剂
	C	红霉素	15μg	≥23	14 ~ 22	≤13	
葡萄球菌抑菌环直径解释标准	A	青霉素	10μg	≥29	–	≤28	
	C	庆大霉素	10μg	≥15	13 ~ 14	≤12	
	O	链霉素	10μg	≥15	12 ~ 14	≤11	
	A	红霉素	15μg	≥23	14 ~ 22	≤13	
	A	磺胺	1.25/23.75μg	≥16	11 ~ 15	≤10	

注:1. 敏感(S):指菌株能被使用推荐剂量在感染部位可达到的抗菌药物浓度所抵制

2. 中介(I):指抗菌药物 MIC 接近血液和组织中通常可达到的浓度,疗效低于敏感菌。还表示药物在生理浓集的部位具有临床效力或者可用高于正常剂量的药物进行治疗

3. 耐药(R):指菌株不能被常规剂量抗菌药物达到的浓度所抵制,和(或)证明 MIC 或抑菌环直径落在某些特定的微生物耐药机制范围,在治疗研究中表现抗菌药物对菌株的临床疗效不可靠

【注意事项】

贴药敏纸片时不要让纸片随便接触培养基表面,一旦与培养基表面接触,就不要来回

拖动纸片,以免影响实验结果。

【讨论题】

(1) 微生物在人手部皮肤的分布以及消毒后的分布有什么区别,对你有什么启发?

(2) 紫外线灭菌的原理是什么?在临床上有哪些应用?

(张艳丽　王大军)

第六章　细菌的遗传与变异

细菌的遗传与变异的研究，在医学上有重大意义。例如，了解临床细菌标本中出现的非典型菌株、耐药性菌株等可以指导临床诊断和治疗；利用细菌减毒变异株可以制备疫苗（卡介苗、牛痘等），预防传染病等。

实验九　细菌变异现象的观察

细菌的变异现象很多，如形态结构、菌落、毒力、耐药性等均可发生变异。这些变异，有的可在短时间内发生，有的则需经很长的时间才能形成。外界因素均可诱导细菌发生变异。

【实验目的】

熟悉常见的细菌变异现象的原理及结果观察。

一、细菌的形态变异

【实验原理】

细菌在生长过程中可变异为与标准株形态不相同的细菌。例如，鼠疫杆菌在陈旧培养物或在含有 3% NaCl 的培养基上可形成球状、棒状、哑铃状等多形态改变。

【实验材料】

（1）菌种：鼠疫杆菌（无毒株）琼脂斜面 18～24h 培养物。

（2）培养基：3%～6% NaCl 血琼脂斜面培养基。

（3）载玻片、革兰染液。

【实验方法】

（1）接种鼠疫杆菌于 3%～6% 氯化钠血琼脂斜面上。

（2）28～30℃孵育 3d，取出做涂片、革兰染色、镜检，并与正常形态的鼠疫杆菌示教片作对比观察。

【实验结果】

鼠疫杆菌培养在含高盐培养基中，可出现大小不等的多形态菌株。

二、鞭毛的变异

【实验原理】

有鞭毛的细菌在培养基表面可形成迁徙生长的菌膜，如将该菌培养在含 0.1% 石炭酸（苯酚）的培养基上，细菌就不能产生鞭毛，不能形成迁徙现象而出现单个的菌落。

【实验材料】

（1）菌种：普通变形杆菌琼脂斜面 18～24h 培养物。

(2) 培养基:普通琼脂平板、0.1% 苯酚琼脂平板。

【实验方法】

(1) 分别在琼脂平板和0.1% 苯酚琼脂平板的边缘四端点种变形杆菌,勿将细菌划开。

(2) 37℃孵育24h后,观察菌落有无迁徙现象。

【实验结果】

在普通琼脂平板出现迁徙现象,而在0.1% 苯酚琼脂平板上则无迁徙现象。

三、菌落的变异

【实验原理】

细菌菌落有光滑型(S)和粗糙型(R)。S-R变异是一种全面的变异,除菌落形态不同外,其生化反应性、毒力和免疫原性等也会伴随改变。

【实验材料】

5% 苯酚溶液、普通琼脂平板、S型和R型大肠埃希菌琼脂斜面18~24h培养物。

【实验方法】

(1) 大肠埃希菌粗糙型的诱变:将5% 苯酚溶液加于琼脂平板培养基中,使终浓度达到0.05%~0.1%。接种S型大肠埃希菌于平板上,37℃培养24h后,取单菌落转种于另一上述平板,连续传五、六代即可变为R型。

(2) 将S型和R型大肠埃希菌,分别接种于2个琼脂平板上。

(3) 置37℃培养24h后,仔细观察比较两型菌落特点。

【实验结果】

平板上,S型菌落表面光滑、边缘整齐、湿润;R型菌落表面粗糙、边缘不整齐、干皱。

四、细菌的耐药性变异

【实验原理】

细菌的耐药性可由非遗传性的生理性适应引起,当药物除去后,细菌的耐药性消失;也可通过基因突变、重组或获得带有耐药基因的质粒这三种遗传性机理中的任何一种获得可遗传性耐药性。

【实验材料】

(1) 菌种:金黄色葡萄球菌对青霉素敏感株和耐药株18~24h培养物。

(2) 普通琼脂平板两块。

(3) 含青霉素无菌滤纸片。

【实验方法】

(1) 将耐药株和敏感株金黄色葡萄球菌分别均匀接种在两块普通琼脂平板上。

(2) 将无菌的含青霉素滤纸片分别置于两块平板中央。

(3) 置37℃培养24h后,观察滤纸片周围抑菌环的大小情况。

【实验结果】

普通平板上,敏感菌株出现抑菌环,耐药株无。

实验十　细菌的L型变异

【实验目的】

了解细菌的L型变异。

【实验原理】

细菌在溶菌酶或抗生素等作用下,失去部分或全部细胞壁成分,在渗透压平衡的培养基中而继续存活,称为细菌的L型。典型的L型细菌的菌落呈油煎蛋状,细菌形成L型后其形态、结构、抗原性、生化反应及致病性等方面均发生明显变异。

【实验材料】

(1) 菌种:金黄色葡萄球菌肉汤培养物。

(2) L型培养基:牛肉浸液800ml,蛋白胨20g,氯化钠50g,琼脂8g,pH7.4。常规高压灭菌,倾注平板前加入无菌人血浆200ml。

(3) 新青霉素Ⅱ药物滤纸片,每片含药为40μg。

(4) 革兰染色液和细胞壁染色液。

【实验方法】

(1) 于L型培养基内均匀涂布0.05ml金黄色葡萄球菌肉汤。取青霉素药片1张贴于平板中央,置37℃培养。

(2) 于低倍镜下逐日观察滤纸片周围抑菌圈内有无油煎蛋状小菌落出现。

(3) 取油煎蛋状小菌落和抑菌圈外细菌(作对照)涂片,分别作革兰染色和细胞壁染色,油镜观察。

【实验结果】

抑菌圈内可有油煎蛋状小菌落,染色后可见L型菌呈多形性和细菌壁缺陷现象,与正常菌明显不同。

实验十一　R质粒传递试验

接合是细菌基因转移的方式之一。带有可传递质粒的供体菌,可通过接合将质粒传递给受体菌,使受体菌获得原来不具有的某些性状。

【实验目的】

了解R质粒的接合在细菌变异中的作用。

【实验原理】

本实验用带有链霉素R质粒的大肠埃希菌作为供体菌,对链霉素敏感的志贺菌作为受体菌。通过供菌与受菌间R质粒的接合传递,使志贺菌获得对链霉素的耐药性,才能在含药物的平板上长出菌落。

【实验材料】

(1) 供体菌:耐链霉素大肠埃希菌和链霉素敏感大肠埃希菌的肉汤培养液各1支。

(2) 受体菌:链霉素敏感福氏志贺菌。

(3) 培养基:伊红-亚甲蓝(EMB)平板、含链霉素 EMB 平板、普通肉汤。

【实验方法】

(1) 将耐链霉素大肠埃希菌肉汤培养液与链霉素敏感福氏志贺菌肉汤培养液按 1:4 比例混合于1支无菌试管内,置37℃水浴保温1h。用灭菌接种环取该混合菌液涂布接种含链霉素 EMB 平板,37℃温箱培养 18~24h。

(2) 将链霉素敏感大肠埃希菌肉汤培养液与链霉素敏感福氏志贺菌肉汤培养液按上法混合保温处理后。取该混合菌液分别涂布接种 1 块 EMB 平板和 1 块含链霉素 EMB 平板,用37℃温箱培养 18~24h,作为对照。

【实验结果】

(1) 在 EMB 平板上,大肠埃希菌为紫黑色菌落,志贺菌则为无色或淡粉红色半透明菌落。在含链霉素 EMB 平板上,只有带链霉素 R 质粒的细菌才能生长。

(2) 若在含链霉素 EMB 平板上有无色或淡粉红色半透明菌落生长,说明链霉素敏感志贺菌已从耐链霉素大肠埃希菌获得了链霉素 R 质粒,发生了耐药性变异。

(3) 为验证含链霉素 EMB 平板上长出的无色或淡粉红色半透明菌落是否为志贺菌,可挑取该菌落转种于普通琼脂斜面,37℃培养 18~24h 后,用志贺菌多价血清做玻片凝集试验。

【讨论题】

(1) 有一名临床患者被怀疑为败血症,反复常规细菌培养阴性,从变异的角度你应考虑哪些问题?

(2) 如何预防细菌耐药性的产生?

(王 琦 王大军)

第七章 球 菌

球菌是细菌中的一个大类。病原性球菌主要引起化脓性炎症，故又称为化脓性球菌。根据革兰染色性的不同，分成革兰阳性和革兰阴性两类。前者有葡萄球菌、链球菌、肺炎链球菌等；后者有脑膜炎奈瑟菌、淋病奈瑟菌等。病原性球菌常利用直接涂片镜检、分离培养、生化反应、血清学试验、毒力鉴定等方法鉴定。

实验十二 常见病原性球菌的形态、染色性及培养特性观察

【实验目的】

认识病原性球菌的形态染色及培养特征。

【实验材料】

1. 染色片 葡萄球菌、链球菌、脑膜炎奈瑟菌、淋病奈瑟菌的革兰染色片及肺炎链球菌的荚膜染色片。

2. 培养物 金黄色葡萄球菌、表皮葡萄球菌、腐生葡萄球菌，甲、乙型溶血性链球菌、丙型链球菌、肺炎链球菌在血琼脂平板及脑膜炎奈瑟菌在巧克力培养基上的18～24h培养物。

【实验方法】

1. 镜下形态观察 显微镜油镜观察上述各示教片，注意各菌的形态、排列、染色性及肺炎链球菌的荚膜。

2. 培养物观察

(1) 观察金黄色、表皮和腐生葡萄球菌在血平板上的生长情况，注意各菌的色素及溶血性。

(2) 观察甲、乙型溶血性链球菌，丙型链球菌，肺炎链球菌在血平板上的生长情况，注意菌落大小、表面、透明度及溶血性。比较甲型溶血性链球菌和肺炎链球菌的菌落有无区别。

(3) 观察脑膜炎奈瑟菌在巧克力培养基上的生长情况，注意菌落的表面及透明度。

【实验结果】

几种病原性球菌的主要形态、培养特点见表7-1。

表7-1 病原性球菌形态染色及菌落特性

		葡萄球菌	链球菌	肺炎链球菌	脑膜炎奈瑟菌	淋病奈瑟菌
镜下特点	染色性	G^+	G^+	G^+	G^-	G^-
	形态	球形	球形	矛头状	肾形或豆形	肾形或豆形
	排列	葡萄状排列	链状排列	成双排列或呈短链状排列	成双排列	成双排列

续表

		葡萄球菌	链球菌	肺炎链球菌	脑膜炎奈瑟菌	淋病奈瑟菌
血平板上菌落特点	大小	中等大小	小菌落	小菌落	小菌落	小菌落
	表面	凸起、光滑、湿润	凸起、光滑、湿润	扁平略凹陷	光滑、湿润、露滴状	凸起、光滑、湿润
	边缘	整齐	整齐	整齐	整齐	整齐
	透明度	不透明	半透明	半透明	透明	半透明
	颜色	金黄色、白色、柠檬色	灰白色	灰白色	无色	灰白色
	溶血现象	金黄色葡萄球菌:完全溶血(透明溶血环) 表皮和腐生葡萄球菌:不溶血	甲型溶血性链球菌:不完全溶血(草绿色溶血环) 乙型溶血性链球菌:完全溶血(透明溶血环) 丙型溶血性链球菌:不溶血	不完全溶血(草绿色溶血环)	不溶血	不溶血

实验十三　临床标本中病原性球菌的分离鉴定

【实验目的】

熟悉临床标本病原性球菌的分离鉴定方法。

【实验材料】

(1) 临床病例标本:脓汁、血液、痰液、尿液、脑脊液、骨髓穿刺液、呕吐物及粪便等。

(2) 培养基与试剂:血琼脂平板、革兰染色液。

(3) 显微镜、温箱、载玻片、酒精灯、接种环等。

【实验方法】

(1) 分离培养:用灭菌的接种环将标本以分区划线法接种于血平板(或巧克力平板)上,置37℃温箱中培养18~24h,观察菌落情况。血标本需先增菌。

(2) 染色镜检:将可疑菌落涂片,革兰染色后镜检。脓汁、痰、咽拭子等菌量较多的标本可直接涂片、染色镜检。

(3) 根据菌落特点及涂片检查结果,做出初步诊断,然后按病原性球菌的检查程序进一步鉴定(图7-1)。

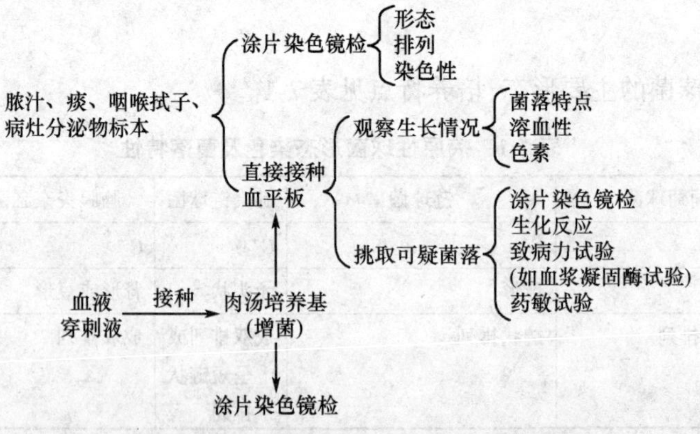

图7-1　临床标本中病原性球菌的检查程序

注:上图为一般检查原则。实际检查中,还需根据临床提供的可能诊断,做定向检查

实验十四　血浆凝固酶试验

【实验目的】

掌握血浆凝固酶试验的原理、方法及其临床意义。

【实验原理】

血浆凝固酶试验是区别致病性葡萄球菌与非致病性葡萄球菌的重要指标。致病性葡萄球菌(如90%左右的金黄色葡萄球菌)能产生血浆凝固酶。血浆凝固酶可使含有抗凝剂的人或兔血浆发生凝固。此酶有两种存在形式:游离型凝固酶和结合型凝固酶。游离凝固酶用试管法检测,结合凝固酶用玻片法检测。

【实验材料】

金黄色葡萄球菌、表皮葡萄球菌 18～24h 肉汤培养物,无菌肉汤,肝素抗凝的兔血浆(1∶2 稀释),生理盐水,玻片,接种环等。

【实验方法】

1. 试管法

(1) 取三支小试管分别编号,于三管中各加入肝素抗凝的兔血浆 0.5ml。

(2) 三管分别加金黄色葡萄球菌、表皮葡萄球菌和无菌肉汤各 0.5ml。

(3) 将试管置 37℃温箱,每 30min 观察一次(观察时将试管稍微倾斜)。于 3h 内出现凝固者为阳性,一般均于 1h 左右凝固。

2. 玻片法

(1) 取清洁玻片一张用蜡笔划分成两格,各加生理盐水 2 接种环。

(2) 用接种环分别取葡萄球菌菌落少许在盐水中磨匀,使成浓厚而均匀的细菌悬液。

(3) 在一格加肝素抗凝的兔血浆 1 接种环,另一格加生理盐水 1 接种环。

(4) 摇动玻片,观察两侧菌液的变化。

【实验结果】

观察血浆有无凝固。在试管法中,凡血浆呈现胶冻状为阳性,仍呈液状为阴性。在玻片法中,若在加血浆侧迅速(1～2min)出现凝集现象,而盐水对照侧未出现凝集者则判为阳性;如两格都无凝集现象出现者为阴性。

实验十五　抗链球菌溶素“O”的检测

【实验目的】

熟悉测定抗链球菌溶素“O”试验的原理、方法及其临床意义。

【实验原理】

链球菌溶素“O”(streptolysin O,SLO)是 A 群溶血性链球菌产生的外毒素之一,能溶解人或兔的红细胞。SLO 具有很强的免疫原性,人体感染溶血性链球菌 2～3 周后,85%～90% 患者血清中可出现相应抗“O”抗体,能中和 SLO。测定患者血清中 SLO 抗体的效价,可作为风湿热、急性肾小球肾炎等与链球菌感染有关的超敏反应性疾病的辅助诊断。

SLO 对氧敏感,如与空气中的氧接触,能使蛋白质上的—SH 基氧化成—S—S 基,失去溶血活性。实验中可借还原剂的作用,使它重新恢复溶血活力。

待检血清 ↗ 抗"O"抗体 + SLO ⟶ + RBC ⟶ 不溶血(+)

待检血清 ↘ 无抗"O"抗体 + SLO ⟶ + RBC ⟶ 溶血(-)

【实验材料】

待检血清、溶血素"O"、还原剂片、生理盐水、2% 人"O"型或兔红细胞、试管、吸管、37℃水浴箱等。

【实验方法】

(1) 致活溶血素"O":临用前溶血素"O"加还原剂进行还原,按产品标明进行配制(注意如时间超过 15min 则不可使用,需重新激活)。

(2) 取待检血清先经 56℃、30min 灭活。进行 1∶20 稀释,然后按表 7-2 操作。

表 7-2　抗"O"试验操作表

试管号	1	2	3	
血清稀释倍数	1∶200	1∶400	1∶800	
生理盐水(ml)	0.9	0.5	0.5	
患者血清(1∶20)(ml)	0.1 →	0.5 →	0.5 →	弃 0.5
致活溶血素"O"(ml)	0.25	0.25	0.25	
摇匀,37℃水浴 15min				
2% 人(或兔)红细胞(ml)	0.25	0.25	0.25	
摇匀,37℃水浴 45min				

【实验结果】

观察有无溶血。完全不溶血的血清最高稀释度即为该血清抗链球菌溶血素"O"抗体的效价。效价>1∶400 为阳性。

(摆　茹　韩　梅)

第八章 肠道杆菌

肠道杆菌是一大群生物学性状相似的革兰阴性杆菌，大多数有鞭毛，能运动，营养要求不高，易在普通培养基上生长。肠道杆菌的初步鉴定靠生化反应，最终鉴定靠血清学试验。

实验十六 肠道杆菌的形态观察及培养特性

【实验目的】

认识肠道杆菌的形态染色特点及培养特性。

【实验材料】

1. 染色片 大肠埃希菌、变形杆菌、志贺菌、伤寒沙门菌革兰染色示教片。

2. 培养物 大肠埃希菌、变形杆菌、志贺菌、伤寒沙门菌及肖氏沙门菌在SS培养基、双糖铁培养基、尿素培养基及蛋白胨水培养基上18～24h养物。

【实验方法】

1. 形态观察 镜检上述各示教片，注意肠道杆菌形态、染色性和排列方式的共同点，理解肠道杆菌的染色镜检不能作为其鉴别的依据。

2. 培养物观察

(1) 观察大肠埃希菌、变形杆菌、志贺菌、伤寒沙门菌及肖氏沙门菌在SS培养基上生长情况，注意菌落的形态、大小、颜色及透明度(表8-1)。

(2) 观察大肠埃希菌、变形杆菌、志贺菌、伤寒沙门菌及肖氏沙门菌在双糖铁、尿素及蛋白胨水培养基上生长情况，注意各菌的生化反应与动力(表8-2)。

表8-1 五种肠道杆菌在SS培养基上的菌落特征

菌名 培养基	大肠埃希菌	变形杆菌	伤寒沙门菌	肖氏沙门菌	志贺菌
SS琼脂平板	菌落红色或呈红色之中心，不透明，直径2～3mm	菌落无色半透明，有时带黑心，直径2mm左右，有时呈膜状生长	菌落无色，半透明，直径2mm左右	同伤寒沙门菌菌落，菌落可带黑心	同伤寒沙门菌菌落

表8-2 五种肠道杆菌生化反应与动力鉴别表

菌名	生化反应					动力
	葡萄糖	乳糖	H_2S	尿素	靛基质	
大肠埃希菌	⊕	⊕	－	－	+	+
变形杆菌	⊕	－	+/－	+	+/－	+
肖氏沙门菌	⊕	－	+++	－	－	+
伤寒沙门菌	+	－	－/+	－	－	+
志贺菌属	+	－	－	－	+/－	－

【实验结果】

五种肠道杆菌在SS培养基上生长情况及生化反应与动力鉴别参阅表8-1与表8-2。

实验十七 肥达试验

【实验目的】

熟悉肥达试验的原理、意义和结果分析。

【实验原理】

用已知伤寒沙门菌菌体O抗原和鞭毛H抗原,甲型副伤寒沙门菌、肖氏沙门菌(原称乙型副伤寒沙门菌)和希氏沙门菌(原称丙型副伤寒沙门菌)的H抗原与患者血清作试管或微孔板定量凝集试验,测定受检血清中有无相应抗体及其效价,根据抗体效价的增长情况辅助诊断伤寒和副伤寒。

【实验材料】

待检血清、伤寒沙门菌H、O抗原菌液、肖氏沙门菌和希氏沙门菌H抗原菌液、小试管、吸管、生理盐水、水浴箱等。

【实验方法】

(1) 按下图所示取28支试管排成4排,每排7支,并分别标明号码。

H →① ② ③ ④ ⑤ ⑥ ⑦

O →① ② ③ ④ ⑤ ⑥ ⑦

A →① ② ③ ④ ⑤ ⑥ ⑦

B →① ② ③ ④ ⑤ ⑥ ⑦

(2) 另取试管1支,先将患者血清做1∶10稀释(0.9ml生理盐水+0.1ml患者血清,混匀后即成)。

(3) 每组4人,各做一排,按表8-3进行操作。

表8-3 肥达试验操作表

	1	2	3	4	5	6	7
生理盐水	0.5	0.5	0.5	0.5	0.5	0.5	0.5
患者血清(1∶10稀释)	0.5	0.5	0.5	0.5	0.5	0.5	弃去0.5ml
血清稀释度	1∶20	1∶40	1∶80	1∶160	1∶320	1∶640	对照
每排分别加含H、O、A、B抗原的菌液(ml)	0.5	0.5	0.5	0.5	0.5	0.5	0.5
血清最终稀释度	1∶40	1∶80	1∶160	1∶320	1∶640	1∶1280	–

(4) 在每排各管中加入生理盐水0.5ml。

(5) 分别取1∶10稀释的患者血清0.5ml加入至每排第1管中,混匀;然后自每排第1管吸取0.5ml至每排第2管,混匀;再自每排第2管吸取0.5ml至每排第3管,混匀;按此法依次稀释至每排第6管,弃去0.5ml,每排第7管不加血清,作为对照。

(6) 加菌液:第1排各管加伤寒沙门菌H菌液0.5ml,第2排各管加伤寒沙门菌O菌液0.5ml;第3排各管加肖氏寒沙门菌H菌液0.5ml;第4排各管加希氏沙门菌H菌液0.5ml。

(7) 摇匀后,置37℃水浴箱过夜,次日观察结果。

【实验结果】

1. 结果判定

(1) 先观察盐水对照管,对照管无凝集现象时,再依次观察试验管。

(2) O 菌液凝集呈颗粒状沉于管底,轻摇不易飘起。H 菌液凝集呈棉絮状,轻摇即升起,容易摇碎。

(3) 凝集程度:以"+"多少表示。

++++:细菌全部凝集。管内液体清澈透明,菌体大片凝集沉于管底呈伞状。

+++:细菌大部分凝集。管内液体接近透明,菌体凝集稍小沉于管底呈伞状。

++:细菌部分凝集。管内液体半澄清,菌体凝集物细小,仍呈明显的伞状沉淀。

+:少部分细菌凝集。管内液体较混浊,管底沉淀物呈圆形,边缘有少部分细菌凝集。

-:不凝集。管内液体混浊,管底沉淀物呈圆形,边缘整齐。

(4) 凝集效价:以出现"++"凝集的血清最高稀释度作为该抗体的凝集效价。

2. 结果报告 按上面所述判定凝集效价的方法,分别报告伤寒沙门菌 H 抗体(TH)、伤寒沙门菌 O 抗体(TO)、肖氏沙门菌 H 抗体(PA)及希氏沙门菌 H 抗体(PB)的效价,如果第 1 管无凝集现象应报<1∶40,第 6 管仍显"++"及以上凝集者就报≥1∶1280。举例如表 8-4 所示。

表 8-4 肥达试验结果举例

	1 1∶40	2 1∶80	3 1∶160	4 1∶320	5 1∶640	6 1∶1280	7 对照	效价 判定
TH	++++	+++	+++	++	+	+	-	1∶320
TO	+++	+++	++	+	-	-	-	1∶160
PA	++	+	-	-	-	-	-	1∶40
PB	+	+	-	-	-	-	-	<1∶40

实验十八 粪便标本中致病性肠道杆菌的分离鉴定

【实验目的】

掌握致病性肠道杆菌感染的微生物学诊断原则及方法。

【实验材料】

新鲜粪便标本,SS 琼脂平板、双糖铁培养基,沙门菌属、志贺菌属多价诊断血清,生理盐水,载玻片等。

【实验方法】

1. 标本采集 尽可能在发病早期或治疗前采集新鲜粪便,选取脓血或黏液部分,取材后应立即送检。如不能立即送检,可将标本保存于 30% 甘油缓冲盐水中。

2. 检验程序 参阅图 8-1。

3. 检验方法

(1) 分离培养:按检验程序进行第一天的检验步骤,即用接种环挑取新鲜粪便标本,分区划线接种于 SS 平板上,37℃培养 18 ~24h。次日观察 SS 平板上菌落,依据其大小、颜色、透明度等特点,初步识别可疑病原菌菌落,进行鉴定。

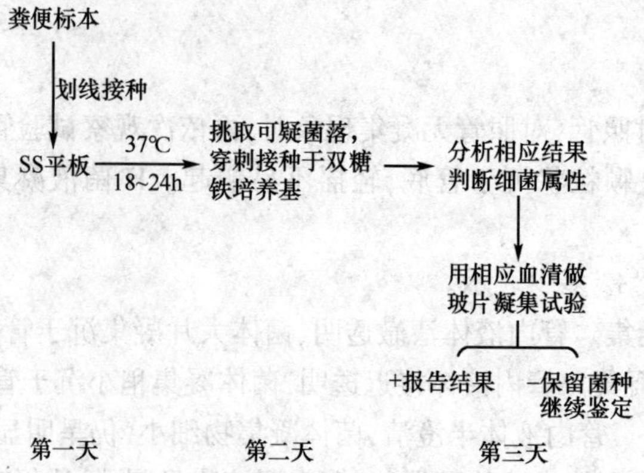

图 8-1　肠道杆菌检验程序

（2）初步鉴定：用接种针从可疑病原菌菌落中心点取细菌，穿刺接种于双糖铁培养基，37℃培养 18 ~24h 后，观察结果，并据此判定细菌属性。

（3）血清学鉴定

1）根据初步鉴定结果，选用相应已知诊断血清做玻片凝集试验。取一洁净玻片并做好标记。以无菌取材法挑取 2 ~3 环生理盐水置于对照侧玻片上，同法取 2 ~3 环已诊断血清置于实验侧玻片上。用接种环自双糖铁培养基斜面上挑取少许菌苔，分别磨匀于生理盐水与相应已知诊断血清中，摇动玻片 1 ~2min，观察结果。

生理盐水 + 细菌	诊断血清 + 细菌

2）凝集试验阳性者，报告结果；凝集试验阴性者应保留菌种进一步检验。

（王　琦　张艳丽）

第九章　厌氧性细菌

厌氧性细菌是指一大群必须在无氧环境下才能生长的细菌，分为厌氧芽胞梭菌和无芽胞厌氧菌两大类。厌氧芽胞梭菌中的致病菌主要有破伤风梭菌、产气荚膜梭菌、肉毒梭菌等；无芽胞厌氧菌临床上以革兰阴性杆菌多见，尤以脆弱类杆菌为常见。破伤风梭菌及产气荚膜梭菌引起的感染多根据临床特征即可诊断，必要时才采取创伤内的分泌物、坏死组织或异物进行微生物学检验。

实验十九　厌氧性细菌的形态、染色性及培养特性观察

【实验目的】

掌握破伤风梭菌、产气荚膜梭菌、肉毒梭菌的形态、染色性。熟悉厌氧菌的培养特性。了解常用的厌氧培养法，了解无芽胞厌氧菌在临床感染中的重要意义，认识脆弱类杆菌的主要生物学特性。

一、形态、染色性的观察

【实验材料】

破伤风梭菌示教片（芽胞染色）、产气荚膜梭菌示教片（荚膜染色）、肉毒梭菌示教片（芽胞染色）。

【实验方法】

使用显微镜油镜，参考各菌如下特点仔细观察。

1. 破伤风梭菌形态特点　菌体细长呈杆状，芽胞正圆形宽于菌体，位于菌体顶端，使整个菌体似火柴梗或鼓槌状。革兰染色阳性，但在陈旧培养物或芽胞形成后，革兰染色呈阴性。

2. 产气荚膜梭菌形态特点　菌体短粗呈杆状，多散在或成双排列，革兰染色阳性。在机体内可形成明显的荚膜。在无糖培养基中能形成芽胞，芽胞呈椭圆形，位于菌体的中央，窄于菌体。

3. 肉毒梭菌形态特点　革兰阳性粗短杆菌，芽胞呈椭圆形，宽于菌体，位于菌体的次极端，使整个菌体似网球拍状。

二、破伤风梭菌、产气荚膜梭菌的培养特性

【实验材料】

破伤风梭菌、产气荚膜梭菌在疱肉培养基、血琼脂平板、高层琼脂及牛乳培养基中的18～24h 培养物。

【实验方法】

参阅表 9-1 观察破伤风梭菌、产气荚膜梭菌的培养特性与生化反应结果。

表 9-1 破伤风梭菌、产气荚膜梭菌的培养特性与生化反应

菌名	破伤风梭菌	产气荚膜梭菌
血平板	不规则圆形菌落,中心致密,周边疏松,似羽毛,易迁徙,有β溶血环	菌落较破伤风梭菌大,灰白色,半透明,表面光滑,边缘整齐,有双层溶血环
疱肉培养基	肉汤混浊,肉渣部分被消化,微变黑,产气较少,有腐败性恶臭	肉汤混浊,产生大量气体,肉渣变成粉红色,不被消化
牛乳培养基	不发酵	能分解乳糖产酸,使酪蛋白凝固,并产生大量气体,冲散已凝固的酪蛋白,出现"汹涌发酵"现象
高层琼脂	不产生气体,琼脂不断裂	产生气体,琼脂断裂

附:厌氧培养法

厌氧菌需在无氧环境中才能生长,所以在培养厌氧菌时,需去除培养环境中的氧气,或将氧化型物质还原,降低其氧化还原电势。现将主要的厌氧培养方法介绍如下:

1. 疱肉培养基培养法

(1) 原理:疱肉培养基中的不饱和脂肪酸氧化时能消耗培养基中的氧气,而其中的谷胱甘肽可使培养基中的氧化还原电势下降,造成厌氧环境。另在疱肉培养基的液面上覆盖有一层无菌凡士林,可阻止空气中的游离氧进入培养基,并可借凡士林盖的上移与否,指示该菌能否产气。

(2) 制备:将制备牛肉浸液时剩下的肉渣装于小试管中,每管 1.5 ~ 2g,然后在其中加入 pH 为 7.6 的肉汤 3ml,液体表面加入凡士林,15 磅灭菌 20min 即成。

(3) 盖有凡士林的疱肉培养基,接种前应置于火焰上,微微加热先使熔化,然后接种。

2. 碱性焦性没食子酸法

(1) 原理:焦性没食子酸的碱性溶液能迅速吸收空气中的氧气,生成深棕色的焦性没食子橙,因此可造成环境中少氧或无氧状态,利于厌氧菌的生长繁殖。此法常用于单个琼脂平板的厌氧培养。

(2) 方法:将厌氧菌接种至血琼脂平板上,在培养皿盖之中央置纱布或棉花一片,在其上放焦性没食子酸 0.2g,再吸 10% NaOH 液 0.5ml 加在上面,迅速将已接种过细菌的培养皿底扣在上面,周围以熔化石蜡密封,将此培养皿置 37℃孵育 24 ~48h 后观察结果。

3. 高层琼脂法 加热熔化高层琼脂,冷至 45℃左右时,种入细菌,搓转试管使之混匀,待琼脂凝固后即可,因培养基很深,深层基本与外界空气隔绝,故细菌能在高层琼脂的深层生长。

4. 厌氧罐法

(1) 原理:用塑料、有机玻璃或金属制成圆形容器,容器口与盖子通过有旋钮的金属夹子封闭,同时在盖子上安装压力表和通气阀门即制成厌氧罐。厌氧罐因能提供一个适合的厌氧环境而适合厌氧菌培养。

(2) 方法:厌氧罐有两种使用方法,即抽气换气法和气体发生袋法。

1) 抽气换气法:适用普通实验室。将接种有厌氧菌的培养皿和装有亚甲蓝指示剂的试管等放入厌氧罐内,同时放入催化剂(钯),拧紧盖子后用真空泵抽气,使罐内压力接近零,之后注入高纯度的氮气。如此反复抽气和灌气 2 ~ 3 次,最后充入 80% N_2、10% H_2 和 10% CO_2 的混合气体(H_2 可在钯的催化下与罐内残余的 O_2 反应生成 H_2O_2,CO_2 则是厌氧菌生长繁殖所需要的气体)。封闭气道,将厌氧罐置37℃培养箱培养。

2)气体发生袋法:适用于在床边接种和在远离实验室的地方进行厌氧菌培养。气体发生袋是一个铝箔袋,内装硼氢化钠-氯化钴合剂和碳酸氢钠-柠檬酸合剂各一丸及一条滤纸条。使用时剪去指定部位,注入10ml水,水沿滤纸条渗到两种试剂丸,发生下列化学反应,产生 H_2 和 CO_2。

$$C_6H_8O_7+3NaHCO_3 \rightarrow Na_3(C_6H_5O_7)+3H_2O+3CO_2\uparrow$$

$$NaBH_4+2H_2O \rightarrow NaBO_2+4H_2\uparrow$$

加水激发上述反应后,应立即将气体发生袋放于罐内,紧闭罐盖,使产生的气体释放于罐中。

(王　琦　王　浩)

第十章　分枝杆菌属

分枝杆菌属细菌是一类细长略带弯曲的杆菌,因有分枝生长的趋势而得名。该属细菌常规染色不易着色,经加温或延长染色时间才能着色,一旦着色后能抵抗强脱色剂盐酸乙醇的脱色,故又称为抗酸杆菌。分枝杆菌属细菌种类较多,现已鉴定的有100余种,按临床分类大致可分为结核分枝杆菌、非结核分枝杆菌和麻风分枝杆菌3大类。

实验二十　结核分枝杆菌的形态、染色性及培养特性观察

【实验目的】

(1) 掌握结核杆菌的形态和染色特点。

(2) 了解结核杆菌的培养特性并观察结核杆菌的培养物。

【实验材料】

(1) 肺结核患者痰涂片抗酸染色标本、普通光学显微镜。

(2) 结核杆菌分别接种于罗氏固体培养基和液体培养基的培养物。

【实验方法】

(1) 油镜观察肺结核患者痰涂片抗酸染色标本。

(2) 肉眼观察结核杆菌在固体罗氏培养基和液体培养基上的生长情况。

【实验结果】

1. 结核杆菌形态及染色性　油镜观察肺结核患者痰涂片抗酸染色标本,结核杆菌为抗酸染色阳性细菌,呈红色,菌体细长略弯曲,背景物质及痰中其他细菌均为蓝色。

2. 结核杆菌培养物特性

(1) 罗氏固体培养基:结核分枝杆菌接种在罗氏固体培养基上,37℃培养3~4周,可见菌落呈乳白色或米黄色隆起,不透明,表面干燥、粗糙,呈颗粒状、结节状或菜花状,边缘不整齐。

(2) 液体培养基:结核分枝杆菌为专性需氧菌,在液体培养基中呈膜状生长,在液体表面形成粗糙皱纹状的黄白色菌膜,沿管壁生长,摇动试管时,菌膜沉至管底,液体培养基透明。

【注意事项】

(1) 镜检结核杆菌抗酸染色标本时应仔细查遍整个涂片或观察至少100个视野。

(2) 抗酸染色涂片镜检结果报告"找到抗酸性杆菌"或"未找到抗酸性杆菌",而不能报告"找到结核分枝杆菌"或"未找到结核分枝杆菌"。

实验二十一　痰标本染色检查法

【实验目的】

(1) 掌握结核分枝杆菌抗酸染色法的具体操作步骤及结果判断标准。

(2) 熟悉疑似肺结核病患者痰标本的采集、运送和保存注意事项。

(3) 了解荧光染色法操作步骤及结果判断标准。

【实验原理】

齐-尼染色法(Ziehl-Neelsen technique)是常用的一种抗酸染色法,抗酸菌(分枝杆菌)因细胞壁中含有大量脂质(尤其是其中的分枝菌酸),通常难以着色,经石炭酸复红着色后,在一定时间内又不被3%的盐酸乙醇脱色,而非抗酸菌经石炭酸复红着色后可被3%的盐酸乙醇脱色,脱色后的非抗酸菌又可被碱性亚甲蓝复染成为蓝色,因此,齐-尼抗酸染色法的结果是抗酸染色阳性细菌呈红色,背景呈蓝色。

分枝杆菌经金胺O染液染色后,在含有紫外光源的荧光显微镜下发出橘黄颜色,高倍镜(物镜40×,目镜10×)下,抗酸杆菌产生黄绿色荧光,呈杆状或分枝状。

【实验材料】

结核病患者痰标本、抗酸染色液、荧光染色试剂各一套,载玻片,玻片夹,酒精灯,记号笔。

【实验方法】

1. 痰标本的采集、运送和保存　肺结核可疑症状者应送检3份痰标本:夜间痰(为送痰前一天夜间咳出的痰液)、清晨痰(为清晨深咳出的痰液)和即时痰(为患者就诊时咳出的痰液)。如无夜间痰,在留取清晨痰后2～3h再留取一份痰标本,或在送检时,留取两份即时痰。痰标本应由检验人员或经培训合格的专人验收。

2. 抗酸染色方法

(1) 涂片标本的制作:取结核病患者痰标本(可15磅15min高压灭菌后再检测)作成厚涂片(在灼烧接种环时为防止痰中的细菌溅出,可先将接种环在内焰烧干,然后再于外焰中灭菌)。自然干燥,经火焰固定后进行抗酸染色。

(2) 抗酸染色步骤

1) 在涂片标本上滴加石炭酸复红液3～4滴,用玻片夹夹住玻片一端,在酒精灯上徐徐加热,使染液冒蒸汽,但不能煮沸,并随时添加染液,防止染液烤干,维持5min。

2) 待玻片冷却后,水洗。

3) 加3%盐酸乙醇脱色,约1min,用流水轻轻冲洗。

4) 加亚甲蓝染色液1～2滴,复染1min,水洗,干后镜检。

3. 荧光染色法(金胺O法)

(1) 涂片标本的制作:同抗酸染色。

(2) 荧光染色步骤

1) 涂片自然干燥,经火焰固定后,平放于染色架上。

2) 加染色剂盖满玻片,染色30min,水洗。

3) 加脱色剂盖满玻片,脱色3min,至无黄色,水洗。

4) 加复染剂盖满玻片,复染2min,水洗,干后镜检。

【实验结果】

1. 抗酸染色　油镜镜检,抗酸阳性细菌(如结核杆菌)呈红色,其他细菌及背景物质均为蓝色。

按下列标准报告镜检结果:

——抗酸杆菌阴性(-):连续观察300个不同视野,未发现抗酸杆菌。

——抗酸杆菌阳性(±):1~2条/300视野。

——抗酸杆菌阳性(+):3~9条/100视野。

——抗酸杆菌阳性(++):1~9条/10视野。

——抗酸杆菌阳性(+++):1~9条/每视野。

——抗酸杆菌阳性(++++):≥10条/每视野。

阴性结果应该观察不少于300个视野,抗酸杆菌阳性(+)以上阳性结果应该观察100个视野。

2. 荧光染色 涂片应在荧光染色后24h内检查,遇需隔夜时,置4℃保存,次日完成镜检。镜检时用普通光学显微镜首先以目镜(10×)、物镜(20×)进行观察,发现疑似抗酸菌的杆状荧光颗粒时,用物镜(40×)确认菌体形态;在暗色背景下,抗酸杆菌呈黄绿色或橙色荧光。

按下列标准报告镜检结果:

——荧光染色抗酸杆菌阴性(-):镜检50个视野内未发现抗酸杆菌者。

——荧光染色抗酸杆菌(±)1~2条/70视野。

——荧光染色抗酸杆菌(+):2~18条/50视野。

——荧光染色抗酸杆菌(++):4~36条/10视野。

——荧光染色抗酸杆菌(+++):4~36条/每视野。

——荧光染色抗酸杆菌(++++):>36条/每视野。

【注意事项】

痰涂片抗酸染色检查可能会出现假阳性(将阴性涂片错误判读为阳性)或假阴性(将阳性涂片错误判读为阴性),这一情况可通过一系列质量控制措施加以预防。

假阳性的预防:①涂片时应使用新的载玻片和竹签,避免重复使用;②染色时玻片应彼此隔开,严禁使用染色缸将玻片放在一起染色;③所有染液均经过过滤;④加热染色过程中勿使玻片上的染液干燥;⑤镜检时应避免物镜镜头或滴管口接接触玻片痰膜;⑥检验全过程必须严格遵守临床检验查对制度(三查、三对、三要)。

假阴性的预防:①确认标本是痰而非唾液,且每份标本至少有3ml;②涂片时应选择脓样、干酪样或黏液分泌物,注意涂抹均匀,不宜过厚或过薄;③染色时必须严格按照操作程序进行;④镜检时必须阅读规定要求的视野数;⑤可用已知阳性的玻片作为对照,与其他标本一起完成染色镜检的全过程;⑥检验全过程必须严格遵守临床检验查对制度(三查、三对、三要)。

【讨论题】

(1) 结核分枝杆菌形态、染色性及培养有何特点?

(2) 对肺结核可疑患者痰标本做直接涂片检查时未发现抗酸杆菌,能否排除结核杆菌感染?还应做哪些微生物学检查?

(王大军　苏春霞)

第十一章　动物源性细菌

动物源性细菌是人畜共患病的病原菌，通常以家畜或野生动物作为储存宿主，人类因接触病畜或其污染物而感染致病。其主要致病菌有炭疽芽胞杆菌、布鲁菌和鼠疫耶尔森菌等，它们均是烈性感染性疾病的病原菌。

实验二十二　动物源性细菌的形态、染色性及培养特性观察

【实验目的】

（1）掌握炭疽芽胞杆菌、布鲁菌及鼠疫耶尔森菌的形态及染色特性。

（2）熟悉炭疽芽胞杆菌与鼠疫耶尔森菌的培养物特性。

【实验材料】

（1）炭疽芽胞杆菌革兰染色及芽胞染色示教片、布鲁菌的革兰染色示教片、鼠疫耶尔森菌复红（或亚甲蓝）染色示教片、鼠疫耶尔森菌衰退型革兰染色示教片。

（2）炭疽芽胞杆菌无毒株、鼠疫耶尔森菌无毒株普通琼脂培养基培养物。

【实验方法】

（1）用油镜观察炭疽芽胞杆菌、布鲁菌及鼠疫耶尔森菌的形态及染色特性。

（2）肉眼和低倍镜分别观察炭疽芽胞杆菌、鼠疫耶尔森菌普通琼脂培养基培养物。

【实验结果】

1. 炭疽芽胞杆菌的形态及染色性　镜下可见革兰阳性粗大杆菌，两端平切，呈竹节状排列。其芽胞位于菌体中央且窄于菌体。有毒株在人体内或含血清的培养基中可形成明显的荚膜。

2. 布鲁菌的形态观察　用油镜观察布鲁菌的形态及染色特性。可见菌体短小，呈球杆状或短杆状的革兰阴性菌。

3. 鼠疫耶尔森菌的形态观察　复红（或亚甲蓝）染色示教片可见鼠疫耶尔森菌呈卵圆形，菌体两端着色较深且圆钝，中央很淡，呈两极浓染现象。衰退型革兰染色示教片，可见菌体呈多形态性（棒状、球状、丝状、哑铃状或空泡状）。

4. 炭疽芽胞杆菌的培养特性

（1）肉眼观察：可见在普通琼脂平板上，炭疽芽胞杆菌菌落灰白色、扁平、粗糙、干燥无光泽、不透明、边缘不整齐。

（2）低倍镜观察：可见炭疽芽胞杆菌菌落边缘呈卷发状。

5. 鼠疫耶尔森菌的培养特性

（1）肉眼观察：可见鼠疫耶尔森菌菌落呈细小圆形，无色透明。

（2）低倍镜观察：可见中央厚而致密，边缘薄而不规则，呈花边状，若加一滴亚甲蓝染色则更清楚。

实验二十三　布鲁菌凝集试验(Wright's Test)

【实验目的】

熟悉布鲁菌凝集试验的原理、操作方法、结果判定及应用。

【实验原理】

布鲁菌病患者血清与布鲁菌的培养物可发生凝集反应,称为 Wright 凝集反应。布鲁菌病患者在发病 1 周后,血清中开始出现特异性抗体,初为 IgM 型,到 1 个月时血清抗体阳性者达 80%~90%,2 个月时多数为阳性,2 个月后极少为阴性。该病转为慢性时 IgM 抗体减少,凝集效价降至一般水平。所以本试验常用于诊断急性病例。如果效价再度上升,应考虑再次感染或复发。布鲁菌凝集试验有玻片法和试管法两种。

【实验材料】

布鲁菌诊断菌液(12 亿/ml 灭活的布鲁菌)、待检血清(56℃ 30min 灭活)、已知阳性血清、已知阴性血清、生理盐水、载玻片、吸管、试管等。

【实验方法】

1. 布鲁菌凝集试验(玻片法)　事先将一载玻片分为 3 个区域,做好标记。将 1∶10 稀释的患者待检血清、已知阳性血清和已知阴性血清分别滴加于载玻片的 3 个区域,取等量诊断菌液分别与上述 3 种血清混合,静置片刻后观察结果。

2. 布鲁菌凝集试验(试管法)　取洁净试管 7 支,编号排列于试管架上,然后按表 11-1 操作。

表 11-1　布鲁菌凝集试验(试管法)

材料＼管号	1	2	3	4	5	6	7
生理盐水(ml)	2.3	0.5	0.5	0.5	0.5	0.5	0.5
待检血清(ml)	0.2	0.5	0.5	0.5	0.5	0.5	–
	弃去 1.5ml					弃去 0.5ml	
布鲁菌菌液(ml)	0.5	0.5	0.5	0.5	0.5	0.5	0.5
血清最后稀释度	1∶25	1∶50	1∶100	1∶200	1∶400	1∶800	抗原对照

【实验结果】

1. 布鲁菌凝集试验(玻片法)　分别观察 3 个区域的结果,参考已知阳性血清区和已知阴性血清区的结果,综合判定待检血清区的实验结果。

"–"为均匀混浊,无明显凝集颗粒,"+"为小颗粒凝集状。

2. 布鲁菌凝集试验(试管法)　判定凝集程度同肥达试验。

以呈现"++"凝集的血清最高稀释倍数为血清的效价。

正常值:1∶100;可疑:1∶200~1∶400;阳性:1∶800;强阳性:>1∶800。

振摇混匀后置 37℃ 24h,次日观察结果。

【讨论题】

(1) 请总结炭疽芽胞杆菌、布鲁菌、鼠疫耶尔森菌的形态、染色性及培养特性。

(2) 病例讨论

患者,男,33 岁,牧民。因反复发热、乏力,关节痛 1 个多月入院。1 个多月前,患者开始有发热,全身无力,但数日后热退自觉症状好转,不几日又有发热、乏力,至今已反复发热数次,并伴关节酸痛,过去曾有几次为流产羊羔接产史。体检:体温 38.7℃,慢性病容,皮肤潮湿,无皮疹,未见关节肿胀及畸形。心肺未见异常,肝于肋缘下刚触及,脾肋下一指。血培养 3 次均阴性,骨髓培养阳性,布鲁菌凝集抗体效价 1∶200,布鲁菌素试验 48h 红肿硬结直径为 3cm。

1) 该患者诊断为何病? 根据是什么? 如何引起? 如何预防?

2) 该患者入院后为何血培养是阴性、骨髓培养是阳性?

3) 布鲁菌素试验阳性的机理是什么? 布鲁菌凝集试验的原理是什么? 这两种试验有何实际用途?

(王　琦　王大军)

第十二章　其他细菌

实验二十四　棒状杆菌属细菌形态、染色性及培养特性观察

棒状杆菌属是一群菌体一端或两端膨大呈棒状的革兰阳性杆菌。菌体染色不均匀，出现节段浓染或有异染颗粒，排列不规则，呈栅栏状。棒状杆菌属细菌种类较多，绝大多数为条件致病菌，引起人类致病且具传染性的主要是白喉棒状杆菌。

一、白喉棒状杆菌的形态观察

【实验目的】

掌握白喉棒状杆菌的形态染色特点。

【实验材料】

白喉棒状杆菌 Albert 或 Neisser 染色示教片。

【实验方法】

油镜观察白喉棒状杆菌 Albert 或 Neisser 染色示教片。

【实验结果】

镜下菌体呈杆状，长短粗细不一，排列不规则，或呈 L、V、X、T 等字形排列，也有呈栅栏样排列的。菌体内有小圆点状异染颗粒（Neisser 染色后，白喉棒状杆菌菌体染成褐色，异染颗粒染成深蓝色或蓝黑色；Albert 染色后，菌体呈绿色，异染颗粒为蓝黑色），数量不等，一般为 1 ~2 个，分布于菌体的一端或两端。

二、白喉棒状杆菌培养特性的观察

【实验目的】

了解白喉棒状杆菌的培养特性。

【实验材料】

白喉棒状杆菌吕氏血清斜面 18 ~24h 培养物、亚碲酸血琼脂平板 48h 培养物。

【实验方法】

观察白喉棒状杆菌在各培养基上的生长情况。

【实验结果】

吕氏血清斜面上可见菌落微小（直径约 1mm）、灰白色、隆起、湿润。

亚碲酸血琼脂平板 48h 培养物，可见呈现黑色或灰黑色特点的典型菌落（因白喉棒状杆菌能还原碲盐为有色元素碲，使菌落有色）。

实验二十五　快速尿素酶试验检测幽门螺杆菌

幽门螺杆菌（helicobacter pylori，Hp）是人胃内唯一能够产生大量尿素酶的革兰阴性细

菌。尿素酶分解胃内尿素生成氨和二氧化碳,使尿素浓度降低、氨浓度升高。基于此原理,Marshall 等设计了用于诊断幽门螺杆菌感染的快速尿素酶试验。检验试剂中含尿素、pH 指示剂、防腐剂和缓冲液。活检取胃组织标本,放置于试剂后观察颜色变化,判断结果。临床上用以测定胃部(通常为胃窦、胃体)活检组织中的尿素酶的定性试验,是诊断消化道幽门螺感染的重要诊断指标。

【实验目的】

了解快速尿素酶试验的原理与临床应用。

【实验材料】

快速尿素酶试验试剂盒。

【实验方法】

使用前取出底物微孔药条,每孔加入反应液 1 滴(100μl),待药膜完全溶解后,用牙签或洁净镊子将新鲜活检胃黏膜置入药液内,在 10～30℃条件下孵育 5min 后观察结果。

【实验结果】

采用目测法。衬白纸在自然光线下或 40W 日光灯下观察各孔内胃黏膜组织边缘药液颜色变化。

(1) 阴性:黏膜样品孔颜色无显色反应。

(2) 阳性:黏膜样品孔颜色呈红色～紫红色。

【注意事项】

(1) 本试剂仅供一次性使用,使用后的试剂盒和样本应消毒后弃去。

(2) 若底物微孔药条药孔中药膜颜色偏深时,每孔加入反应液贰滴,待药膜溶解后,观察药液若为黄色～亮黄色为正常,药液若为浅红色～红色为异常。

(3) 为提高检出率,建议阴性或弱阳性者将孵育时间延长至 10min 后观察结果。

(4) 试剂盒在使用及保存时,尽可能避免酸碱类物质、重金属盐类的污染和湿热环境。

(5) 当环境温度低于 10℃时,对检测有一定影响,请放入 25℃恒温箱中进行孵育。

(6) 底物微孔药条孔内药膜自然降解失效后,不能使用。

【讨论题】

(1) 简述棒状杆菌属细菌的形态、染色性及培养特性观察。

(2) 简述幽门螺杆菌常用的鉴定方法。

(王大军　杨志伟)

第十三章 其他微生物

实验二十六 其他微生物的形态观察及血清学试验

一、支原体形态及菌落观察

支原体是一类无细胞壁、能在无生命培养基上独立生长、已知最小的原核细胞型微生物。由于缺乏细胞壁,使其具有多形性、可变性、可滤过性、易溶解性、对干扰细胞壁合成的抗生素具有天然抗性等生物学特性。支原体的营养需求高,在培养基上生长缓慢,形成典型的"油煎蛋"样菌落。支原体为革兰阴性菌,不易着色,常用 Giemsa 染色。

【实验目的】

了解支原体的形态与培养特性。

【实验材料】

支原体 Giemsa 染色示教片、支原体培养物。

【实验方法】

(1) 油镜观察 Giemsa 染色示教片。

(2) 取支原体培养物平板,倒置于显微镜台上,用低倍镜观察菌落。

【实验结果】

(1) 支原体标本片经 Giemsa 染色后,镜下可见支原体呈多形性,常呈球形、杆状、丝状、环状、分枝状或颗粒状,颜色为淡紫色。

(2) 支原体在培养基上增殖后,其菌落呈"油煎蛋"样,中心部分长入培养基中,较致密,着色深;周边为一层薄的透明颗粒区,着色浅。

二、立克次体的形态观察及血清学试验

立克次体(rickettsia)是一类以节肢动物为传播媒介、严格细胞内寄生的原核细胞型微生物。形态多为球杆状,有细胞壁和细胞膜,可用 Maechiavello 及 Giemsa 染色法染色,染色后可根据立克次体在细胞内分布位置不同作鉴别,如普氏立克次体常散在于胞浆中,恙虫病立克次体在胞浆内靠近核旁成堆排列,而斑点热立克次体在胞浆或胞核内均可出现。

致病性立克次体的传染性极强,除非在特殊设备条件下,一般实验室不宜进行立克次体的研究工作。目前对于立克次体病的微生物学检查主要采用血清学方法。

(一) 立克次体染色方法与形态观察

【实验目的】

熟悉立克次体的形态及两种常见染色方法。

【实验材料】

恙虫病立克次体小鼠腹腔渗出液涂片、斑疹伤寒立克次体虱肠或鼠肺涂片、Maechiavello 染色液和 Giemsa 染色液等。

【实验方法】

1. Maechiavello 染色法

(1) 将已涂好的立克次体标本片通过火焰固定。

(2) 加 0.2% 碱性复红溶液染 5~10min,水冲洗。

(3) 用 0.5% 枸橼酸溶液脱色 5s,水冲洗。

(4) 用 1% 亚甲蓝溶液复染 10~20s,水冲洗。

(5) 晾干后镜检。

2. Giemsa 染色法

(1) 将已涂好的立克次体标本片用甲醇固定。

(2) 将 Giemsa 染色液滴加到标本上染色 30~40min,水冲洗。

(3) 晾干后镜检。

【实验结果】

Maechiavello 染色法恙虫病立克次体呈蓝色;斑疹伤寒立克次体呈红色。

Giemsa 染色法恙虫病立克次体、斑疹伤寒立克次体均呈紫红色。

取感染恙虫病立克次体的卵黄囊膜涂片,经 Giemsa 染色,镜下可见完整及破碎的细胞,细胞核呈紫红色或紫色,细胞质呈浅蓝色,在胞浆内或细胞外可见大量染成紫红色球杆状的立克次体,成堆密集,在核旁也多见。

(二) 外斐反应(Weil-Felix Reaction)

立克次体是严格细胞内寄生的原核细胞型微生物,一般难以获得特异性的立克次体抗原进行血清学诊断,而易培养的变形杆菌 OX_{19}、OX_2、OX_K 菌株与立克次体有共同的耐热性多糖抗原,故可以利用这些变形杆菌的抗原代替立克次体抗原检测患者血清中相应抗体,此交叉凝集试验可辅助诊断立克次体病。

【实验目的】

熟悉立克次体的血清学诊断方法。

【实验材料】

(1) 待检血清。

(2) 已知抗原:变形杆菌 OX_{19}、OX_2、OX_K 菌液。

(3) 小试管、吸管、生理盐水、试管架。

【实验方法】

取 7 支小试管,编号,按表 13-1 操作。

【实验结果】

凝集效价>1∶160 或恢复期血清效价大于急性期 4 倍以上有辅助诊断意义。

表 13-1　外斐反应操作程序表

管号	1	2	3	4	5	6	7
生理盐水(ml)	0.9	0.5	0.5	0.5	0.5	0.5	0.5
血清(ml)	0.1 →	0.5 →	0.5 →	0.5 →	0.5 →	0.5 弃去 0.5	-
OX_{19} 菌液(ml)	0.5	0.5	0.5	0.5	0.5	0.5	0.5
血清稀释度	1 : 20	1 : 40	1 : 80	1 : 160	1 : 320	1 : 640	对照
充分摇匀,置 37℃温箱过夜或 40 ~ 50℃水浴中 2h							
结果							

【注意事项】

(1) 该反应是非特异性反应,对斑疹伤寒、恙虫病和斑点热的诊断有一定参考价值。

(2) 有些患者因感染变形杆菌而外斐反应阳性,还需结合临床症状,排除假阳性。

(3) 回归热、布氏菌病、钩体病等患者有时也会出现假阳性反应。

三、衣原体的形态观察

衣原体(chlamydiae)是一类严格真核细胞内寄生,具有独特发育周期,并能通过细菌滤器的原核细胞型微生物。引起人类感染的主要有沙眼衣原体、包涵体结膜炎衣原体、性病淋巴肉芽肿衣原体、鹦鹉热衣原体及肺炎衣原体。

沙眼衣原体是引起沙眼的病原体,它只感染眼结膜上皮细胞,在此细胞内生长繁殖,可在胞浆内形成散在型、帽型、桑葚型、填塞型包涵体,检查眼结膜上皮细胞内包涵体,可作为沙眼的诊断依据。

【实验目的】

了解沙眼衣原体包涵体的形态及染色特性。

【实验材料】

沙眼患者、玻片、乙醇、Giemsa 染料等。

【实验方法】

刮取患者病变部位的上皮细胞涂于清净玻片上,轻轻做成推片,乙醇固定后用 Giemsa 染色。

【实验结果】

镜下可见包涵体被染成紫色,存在于细胞质中,呈各种不同形态。

1. 帽型　紧贴于细胞核上呈帽状。

2. 桑葚型　呈长梭形或椭圆形,由原体和始体集成桑葚状。

3. 填塞型　主要由原体构成,填塞满细胞质,可将细胞核挤压变形。

4. 散在型　圆形或卵圆形散布于细胞质中,可有 1 ~ 3 个或更多。

四、螺旋体的形态观察与活体标本检查

螺旋体(spirochete)是一类细长、柔软、弯曲呈螺旋状、运动活泼的原核细胞型微生物。螺旋体除钩端螺旋体能人工培养外,其他致病性螺旋体不易人工培养,所以临床上做螺旋体的微生物学检查时,多直接镜检或做血清学试验。

(一) 螺旋体的形态观察

【实验目的】

熟悉螺旋体的形态染色。

【实验材料】

螺旋体、接种环、固定液、媒染液、玻片等。

【实验方法】

(1) 取玻片一张,放生理盐水2~3环,取钩端螺旋体一环,混匀做成涂片,于空气中自然干燥(不可用火固定)。

(2) 加固定液,固定1min后,水洗。

(3) 加媒染剂,加温至有蒸气出现,作用30s,水洗。

(4) 加硝酸银染液微加温,染色30s,水洗待干,镜检。

【实验结果】

注意螺旋体螺旋的形状与数目。

1. 钩端螺旋体 镀银染色后镜下可见螺旋体呈棕褐色,钩体纤细,螺旋致密而规则,一端或两端弯曲呈钩状。

2. 梅毒螺旋体 镀银染色后镜下可见螺旋体形体细小、螺旋致密,两端尖,呈棕褐色。

(二) 钩端螺旋体的活体标本检查——暗视野显微镜检查法

【实验目的】

了解螺旋体的活体标本检查方法。

【实验材料】

钩端螺旋体液体培养物、暗视野显微镜、载玻片(厚度1.2mm以下)、盖玻片、吸管。

【实验方法】

(1) 取钩端螺旋体培养物1~2滴,放于载玻片中央,然后加上盖玻片。

(2) 在暗视野聚光器中央加一滴香柏油,打开光源,并下降聚光器。

(3) 将标本放在载物台上,再将暗视野聚光器徐徐上提,使香柏油与标本片的底面接触。

(4) 先用低倍镜调节光源和焦点,再换高倍镜检查。必要时可用油镜检查,但应于盖玻片上再滴香柏油。

(5) 检查完毕,先下降聚光器,取下标本片,用擦镜纸擦净聚光器上的油。

【实验结果】

在黑色的背景下，可见钩体由许多亮点组成，形态为一端或两端弯曲成钩状，运动十分活泼。

【讨论题】

(1) 如何检查肺炎支原体的存在？

(2) 试述外斐反应的原理及意义。

(3) 为什么螺旋体常用暗视野的方法来检查？

(梁锦屏　韩　梅)

第十四章　真　　菌

真菌(fungus)是一大类真核细胞型微生物。少数真菌为单细胞,大多数为多细胞结构,由菌丝和孢子组成。多细胞真菌的孢子出芽形成芽管,芽管逐渐延长成为菌丝,菌丝分为有隔菌丝与无隔菌丝。绝大部分病原性丝状真菌为有隔菌丝。孢子是真菌的生殖结构,形态各异。根据菌丝与孢子的不同,可以对真菌进行鉴定与分类。

实验二十七　真菌的基本形态、培养与菌落观察

通过对真菌培养物镜下染色标本和菌落观察,识别真菌的菌细胞、菌丝、孢子及菌落特征。

一、真菌的基本形态和培养物观察

【实验目的】

了解真菌的形态和培养特点。

(一) 真菌的基本形态观察

【实验材料】

白假丝酵母菌革兰染色示教片、新生隐球菌墨汁负染示教片、毛癣菌棉蓝染色示教片(无隔,有隔)、白假丝酵母菌小培养示教片、石膏样小孢子菌示教片、絮状表皮癣菌棉蓝染色示教片。

【实验方法】

利用显微镜仔细观察各种真菌的形态特点。

1. 白假丝酵母菌革兰染色示教片　可见为革兰阳性着色的较大圆形菌体,可产生芽生孢子及假菌丝,出芽细胞呈卵圆形,比葡萄球菌大2~5倍。

2. 新生隐球菌墨汁负染示教片　黑色背景中可见菌体呈球形,大小不等。有明显的荚膜包围在菌体的周围,透明发亮。有时可见到发芽的菌体。

3. 毛癣菌棉蓝染色示教片(无隔)　可见无隔菌丝,菌丝中无横隔将其分段。

4. 毛癣菌棉蓝染色示教片(有隔)　可见有隔菌丝,菌丝在一定间距连有横隔。

5. 白假丝酵母菌小培养示教片　可见有胞壁增厚的厚膜孢子。

6. 石膏样小孢子菌棉蓝染色示教片　可见体积较大,由多个细胞组成,呈梭状、棍棒状或梨状的大分生孢子。

7. 絮状表皮癣菌棉蓝染色片　可见体积较小,只有一个细胞,呈圆形、卵圆形、梨形或棍棒形的小分生孢子。

(二) 真菌菌落观察

【实验材料】

新生隐球菌、白色假丝酵母菌落、絮状表皮癣菌沙保弱培养基3~7d培养物。

【实验方法】

新生隐球菌、白色假丝酵母菌落、絮状表皮癣菌接种于沙保弱培养基上37℃培养3～7d,观察其菌落特征,可见真菌菌落有两种类型:

1. 酵母型及类酵母菌型菌落

(1) 酵母型菌落:观察新生隐球菌菌落,可见灰白色圆形较大菌落,边缘整齐,表面光滑湿润,类似一般细胞的S型菌落。

(2) 类酵母菌型菌落:观察白色假丝酵母菌落,可见白色较大菌落,表面光滑湿润,与酵母型菌落类似,但用放大镜观察可见有假菌丝长入到培养基内。

2. 丝状型菌落 观察絮状表皮癣菌菌落,可见菌落表面呈棉絮状,绒毛状或粉末状。正面或背面可显示不同颜色,气中菌丝伸向空间,营养菌丝伸入到培养基深部。

二、真菌的培养

大多数真菌的营养要求不高,37℃(深部真菌)或室温(浅部真菌)条件生长良好,需氧,弱酸性环境,较高的湿度,生长速度较慢。临床上常用沙保弱培养基培养真菌,常见方法有大培养法、小培养法等。

(一) 真菌大培养法——平板或斜面培养

【实验目的】

了解真菌的培养特性和常用的真菌培养方法。

【实验材料】

沙保弱培养基、培养皿或大试管、发病或足癣患者皮屑或指(趾)甲癣甲屑、75%乙醇溶液、无菌生理盐水。

【实验方法】

(1) 将沙保弱培养基加热溶化,待冷至45℃时倾入消毒平皿或大试管内使成斜面,待凝后置37℃温箱培养24h,无细菌生长可使用。

(2) 将毛发或皮屑等检材先用75%乙醇溶液浸泡数分钟,取出后用无菌生理盐水冲洗数遍,置培养基上,并适当向培养基内压入。将接种好的培养基置25℃温箱,每2～3d观察一次,经1～3周可生长出典型菌落。

【注意事项】

真菌培养过程中要保持较高湿度,不可使培养基干裂;真菌生长缓慢,待3周时仍不生长者,可报告结果阴性。

(二) 真菌小培养

【实验目的】

了解常用的真菌培养方法。

【实验材料】

白假丝酵母菌或毛霉菌、沙保弱培养基、载玻片、盖玻片、固体石蜡、回形针、无菌平皿、小镊子、无菌小钢环、毛细滴管、接种针、无菌脱脂棉、U形(或V形)玻璃棒。

【实验方法】

真菌小培养的方法也很多,如玻片琼脂法、悬滴培养法、郭氏钢圈法、孔穴培养法、回形针法(图 14-1)等。

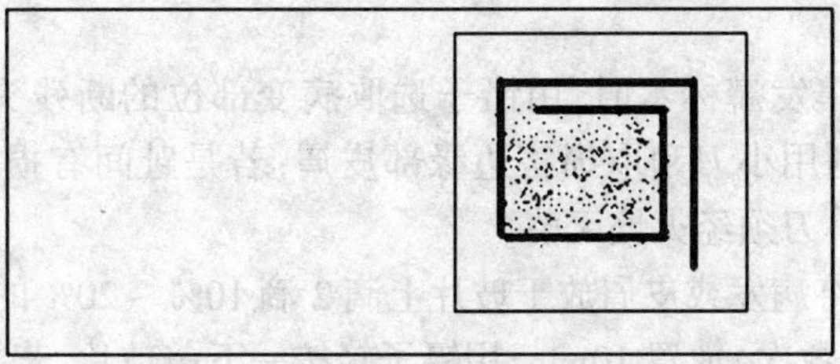

图 14-1　真菌小培养回形针法

1. 回形针法

(1) 将回形针置酒精灯加热灭菌,趁热粘蜡固定于载玻片上。

(2) 于回形针中心部滴加预热融化的沙保弱培养基少许,待琼脂凝固后,将白假丝酵母菌或毛霉菌接种在培养基上。

(3) 盖上盖玻片,用石蜡封固,置无菌平皿内 37℃或置室温培养。

(4) 待生长后,用肉眼观察菌落特征,并可将玻片置显微镜下观察真菌生长发育及形态、结构特征。先用低倍镜观察,再用高倍镜仔细观察菌丝和孢子形态。

2. 钢环法

(1) 用小镊子夹取无菌小钢环,环的两面分别蘸取固体石蜡,平置于无菌载玻片上,另取一无菌盖玻片,于酒精灯上加热后覆盖于环上,待冷后,小钢环即被固定于载玻片和盖玻片之间。

(2) 用毛细滴管吸取融化之沙保弱培养基,从钢环上孔注入,注入量约占总容积的 1/2。

(3) 待培养基冷却凝固后,用接种针挑取菌种,由上端孔沿玻片之面穿刺接种。用无菌脱脂棉将孔堵住。

(4) 置湿盒内,于 25℃温箱培养,逐日观察,镜下可连续看到真菌生长过程,及菌丝、孢子的特征。

3. 小块琼脂玻片法　用无菌操作法将制好的待用琼脂平板用无菌接种针或接种环切成 1cm×1cm 的方块,将其放置于灭菌的载玻片上。将标本或待检菌接种于琼脂块四周边缘靠上方部位,然后用无菌镊子取一无菌的盖玻片盖在琼脂上。在无菌平皿内放入少量无菌生理盐水和一个无菌 U 形(或 V 形)玻璃棒。将此载玻片置于玻璃棒上盖上平皿盖培养。每日用肉眼和显微镜观察孢子和菌丝的特点。

【实验结果】

每日用肉眼、低倍或高倍镜观察孢子和菌丝的特点。

实验二十八　真菌的临床标本检查

一、浅部真菌的临床标本检查

【实验目的】

掌握浅部真菌的临床标本检查方法。

【实验材料】

足癣患者皮屑或指(趾)甲癣甲屑,10% ~20% NaOH(或 KOH)溶液,小镊子、载玻片、盖玻片等。

【实验方法】

1. 标本采集 采集发癣标本时,用镊子选取病变部位的断残头发或带白色菌鞘的毛发,如采集足癣标本,则用小刀刮取损害边缘部皮屑;若是趾间有损害,应采取潮湿或干裂皮屑。用过的镊子或小刀须经火焰灭菌。

2. 标本的处理 将病发或皮屑放于玻片上滴 2 滴 10% ~20% 的 NaOH 溶液加盖玻片,在火焰上稍加热(往返数次)放置 10min,用镊子轻按一下盖玻片,若能压平即可镜检。

3. 镜下观察 将以上处理完的标本,先在低倍镜下观察到检查物后,转高倍镜观察。

【实验结果】

高倍镜下可见到菌丝与孢子。

【注意事项】

观察菌丝孢子时,应注意与纤维、表皮细胞、气泡等区别,结果阴性时,不能完全排除真菌感染,需反复检查。

二、深部真菌的临床标本检查

一些单细胞真菌,如白色假丝酵母菌、新生隐球菌等可引起人体内部脏器的感染,从标本中检出真菌,才可做出诊断。

【实验目的】

掌握墨汁负染色法。

【实验材料】

新生隐球菌脑膜炎患者的脑脊液,印度墨汁(或国产碳素墨水),滴管,玻片等。

【实验方法】

脑脊液经 1000r/min 离心 10min,用滴管吸取沉淀物一滴置玻片上,再加一滴印度墨汁,使之混匀后放一张盖玻片,镜检。

【实验结果】

在黑色视野中可见大小不等的圆形菌体,菌体周围有很厚的荚膜,透明发亮。有时可见到发芽菌体。

【注意事项】

镜下注意与白细胞区别。

【讨论题】

(1) 在一个培养基上若同时出现细菌与酵母菌两种菌落,应如何识别?

(2) 皮肤癣菌为何能引起皮肤癣病?对皮肤癣病患者如何进行病原生物学诊断?

(梁锦屏 杨志伟)

第十五章　病毒的分离与鉴定

实验二十九　病毒的分离培养技术

病毒分离方法包括动物接种、鸡胚培养和细胞培养三种。

动物接种是分离病毒较早应用的方法，分离病毒常用的动物有小白鼠、大白鼠、豚鼠、家兔及猴子等。接种时要根据病毒对动物及组织细胞的亲嗜性而选择特定的部位，如鼻腔、皮内、皮下、腹腔、脑内、静脉等。用动物分离病毒应注意动物本身所携带病毒被分离出来的可能性。

鸡胚培养为常用的病毒培养法之一，目前主要用于痘类病毒、黏病毒、疱疹病毒的分离、鉴定、制备抗原和疫苗的生产等。病毒的鸡胚培养法主要有四种接种途径，即尿囊腔、绒毛尿囊膜、羊膜腔和卵黄囊（图 15-1），不同的病毒应选择各自适宜的接种途径，并根据接种途径确定鸡胚的孵育日龄。

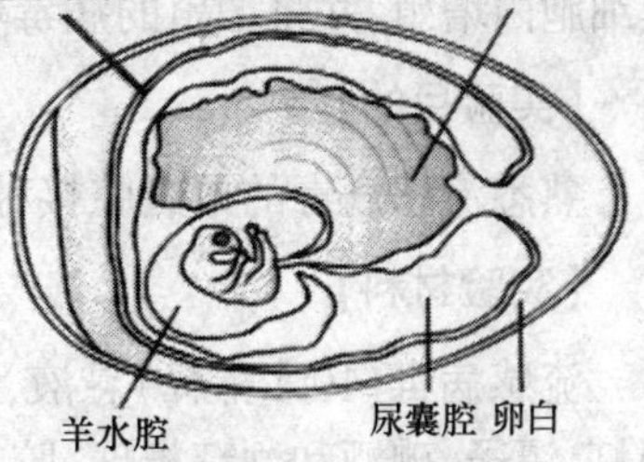

图 15-1　鸡胚培养法常用接种途径

组织培养法是目前培养病毒应用最广的一种方法，多应用于病毒的分离、鉴定、病毒感染细胞的机制研究、生产疫苗和抗原等。该法的组织来源多种多样，如各种动物组织、鸡胚组织、人胚羊膜组织或人胚组织等，主要根据细胞对病毒的敏感性选择适宜细胞株。组织培养法以单层细胞培养最常用，它又有原代和次代细胞培养、二倍体细胞株和传代细胞系三种类型。

一、小白鼠脑内接种法

【实验材料】

（1）脑炎病毒（小白鼠脑脊髓炎）悬液：感染病毒的脑组织先用无菌生理盐水洗去血液，再加 100% 脱脂奶水研磨成 10ml 悬液，然后 3000r/min 离心 30min，吸取上清液供接种用。

（2）小白鼠：3 周龄，体重 6 ~ 8g。

（3）注射器、碘酒、消毒液、纱布、棉签等。

【实验方法】

（1）1ml 注射器抽取脑炎病毒悬液 0. 1ml，去除注射器内的气泡。

（2）取出小白鼠，左手将小白鼠固定，固定时用大拇指和食指握住小白鼠的头部，左手掌轻轻按住小白鼠的体部。

（3）右手以棉签蘸以碘酒，消毒小白鼠的右颞部皮毛（不碰到眼）。

（4）右手拿注射器在小白鼠眼与耳根连线的中点略偏耳朵的方向进入颅腔，进针 2 ~ 3mm，进针不要太深，注射量为 0. 02 ~ 0. 03ml。

（5）注射完毕，碘酒消毒注射局部，将小白鼠放回笼中，室温隔离饲养。逐日观察小白鼠发病情况。

【实验结果】

小白鼠一般在3～4d开始发病,食欲减退,活动迟钝、耸毛、震颤、痉挛,慢慢发展为麻痹瘫痪而死亡。

【注意事项】

(1) 实验动物应选择对诊断和研究的病毒易感的动物。

(2) 实验动物要确保健康无病。

(3) 实验完毕后对感染动物尸体和传染性组织要立即焚烧或高压灭菌,以防病毒扩散和传播。

二、鸡胚尿囊腔接种法

主要用于流感病毒、新城鸡瘟病毒、腮腺炎病毒等的适应和传代。这些病毒能在尿囊膜细胞内增殖,并将增殖的病毒释放到尿囊液中,这一方法也可用于制备疫苗和抗原。

【实验目的】

熟悉流感病毒的尿囊腔接种法和尿囊液的收获方法。

【实验材料】

流感病毒(10^{-8}稀释)悬液,9～11日龄鸡胚、灭菌1ml注射器、7号针头、蛋钻、蛋座、检卵灯、镊子、碘酒和酒精棉球、胶布等。

【实验方法】

(1) 选9～11日龄鸡胚,照检后划出气室边缘和胚胎位置,在气室边缘上2～3mm无大血管处做一标记。

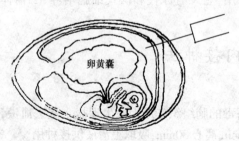

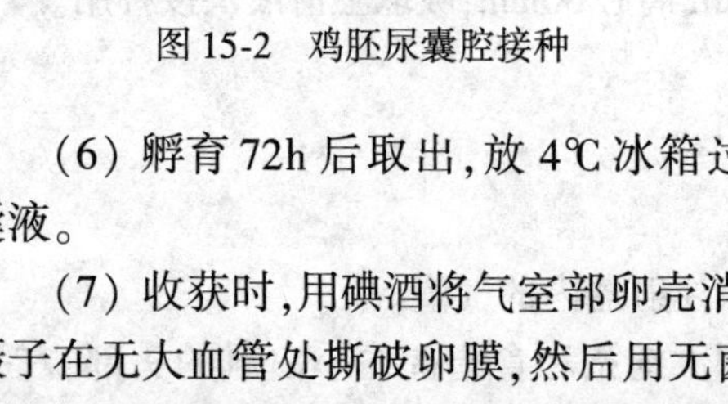

图15-2 鸡胚尿囊腔接种

(2) 将鸡胚置蛋座上,消毒标记处,用蛋钻钻一小孔。

(3) 用灭菌注射器吸取流感病毒液0.1～0.2ml,由小孔刺入0.5～1cm后进行注射(图15-2)。

(4) 用乙醇溶液消毒过的胶布封口,置35℃孵育72h。

(5) 每日在灯下检视鸡胚情况,若鸡胚在接种后24h内死亡的应弃去。

(6) 孵育72h后取出,放4℃冰箱过夜,使鸡胚内血液凝固,次日取出鸡胚,收获尿囊液。

(7) 收获时,用碘酒将气室部卵壳消毒,无菌剪刀击破气室端卵壳,将卵壳剥去,用小镊子在无大血管处撕破卵膜,然后用无菌手术刀柄从胚胎背部轻轻下压(切勿压破卵黄囊),再用无菌吸管刺破尿囊,吸取尿囊液,直至吸尽为止。每胚可得5～7ml,置无菌小瓶内低温保存,留作血凝试验或病毒鉴定或进行传代培养。同时应滴2滴尿囊液于无菌肉汤中做无菌试验。

【讨论题】

(1) 病毒与细菌的检查方法有何不同?

(2) 何谓病毒包涵体？检查病毒包涵体有什么意义？

(3) 为什么一种病毒培养方法不能适用于所有病毒？细胞培养法是否可取代鸡胚培养法？

实验三十　流感病毒的分离与鉴定

流感虽然可以根据典型临床症状做出初步诊断，但确诊或流行病学检查必须结合实验室检查，主要包括病毒分离与鉴定、血清学诊断和快速诊断技术。

【实验目的】

熟悉流感病毒实验室分离与鉴定的方法。

【实验原理】

取发病1～3d内流感患者咽喉含漱液进行病毒分离。流感病毒可在鸡胚尿囊、羊水囊或狗肾细胞上生长。如病毒生长，可用红细胞凝集试验来证实其存在，因流感病毒可凝集鸡红细胞，如血凝试验阳性，则可进一步用红细胞凝集抑制试验进行病毒鉴定。

【实验材料】

(1) 无菌漱口液(普通肉汤与生理盐水1∶1)15ml、双抗溶液(每毫升含青霉素2万单位、链霉素2万微克)。

(2) 9～11日龄鸡胚、10^{-3}稀释的流感病毒液、检卵灯、卵盘、蛋钻、1ml注射器、碘酒和酒精棉球、胶布。

(3) 接种病毒用器材、剪刀、镊子等。

(4) 血凝板、无菌小试管、毛细滴管、检菌肉汤。

(5) 0.5%鸡红细胞悬液、生理盐水。

(6) 流感病毒型与亚型免疫血清。

【实验方法】

一、分离鉴定的程序

分离鉴定的程序见图15-3。

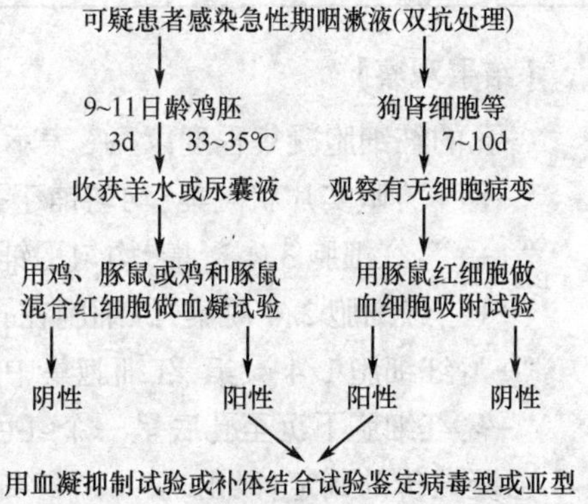

图15-3　流感病毒分离与鉴定的程序

二、分离病毒

(1) 发病不超过3d的典型患者，闭口轻咳数次，用10ml不含抗生素的采样液漱口。漱口时让患者头部微后仰，发"噢"声，让洗液在咽部转动。然后将咽漱液收集于50ml无菌的螺口塑料管中。将塑料管放入冰壶内立即送检或将咽漱液-20℃冷冻保存。

(2) 将咽漱液充分振摇，4℃冰箱静置10min，然后取上清液1.8ml，加入含双抗液0.2ml的小瓶里摇匀，置4℃下作用1～2h后接种鸡胚。

(3) 收获尿囊液：对收获的尿囊液进行初步鉴定或置-70℃冻存。

三、红细胞凝集试验

【实验原理】

某些病毒(如流感病毒、副流感病毒、腮腺炎病毒、脑炎病毒等)表面有血凝素(hemagglutinin,HA)。HA 是由病毒基因编码的糖蛋白刺突,能与人、鸡或豚鼠等动物红细胞表面 N-乙酰神经氨酸酶受体结合,出现红细胞凝集现象,简称血凝现象。通常以滴定病毒血凝效价来确定病毒的存在或为血凝抑制试验做准备。

滴定病毒的血凝效价,通常采用 4 个血凝单位的病毒量。

HA 试验分常量法和微量法两种,在此介绍常量法。

【实验材料】

流感病毒尿囊液、0.5% 鸡红细胞悬液、生理盐水、血凝板、1ml 吸管等。

【实验方法】

(1) 取洁净的血凝板一块,从 1 ~ 10 进行编号,第 1 ~ 9 孔为试验孔,第 10 孔为对照。

(2) 按照表 15-1 依次加入相应实验材料。

(3) 加完后摇匀,置室温 60min,观察并记录结果(勿摇动血凝板)。

表 15-1 流感病毒血凝试验操作表

孔列号	1	2	3	4	5	6	7	8	9	10
血清稀释度	1:10	1:20	1:40	1:80	1:160	1:320	1:640	1:1280	1:2560	对照
生理盐水(ml)	0.9	0.25	0.25	0.25	0.25	0.25	0.25	0.25	0.25	0.25
病人血清(ml)	0.1	0.25	0.25	0.25	0.25	0.25	0.25	0.25	0.25	-
		弃去 0.5								弃去 0.25
0.5% 鸡红细胞(ml)	0.25	0.25	0.25	0.25	0.25	0.25	0.25	0.25	0.25	0.25
摇匀后,置室温静止 30 ~ 60min										

【结果观察】

各孔的红细胞凝集程度以"+"表示。

"++++":坚实片状凝集,均匀铺于孔底,并有折边、卷曲现象。

"+++":红细胞 3/4 凝集,均匀平铺,边缘不整齐,红细胞少量滑下。

"++":红细胞 2/4 凝集,红细胞在孔底形成一个圆环,四周有小凝集块。

"+":红细胞 1/4 凝集,红细胞集中孔底呈小圆团,但边缘不光滑,四周有小凝集块。

"-":红细胞下沉至孔底呈一个红色小圆团,边缘光滑整齐。

血凝效价的判定:以出现"++"红细胞凝集的最高病毒稀释度作为该尿囊液的血凝效价,即为 1 个血凝单位。结果如图 15-4,则血凝效价为 1:80。

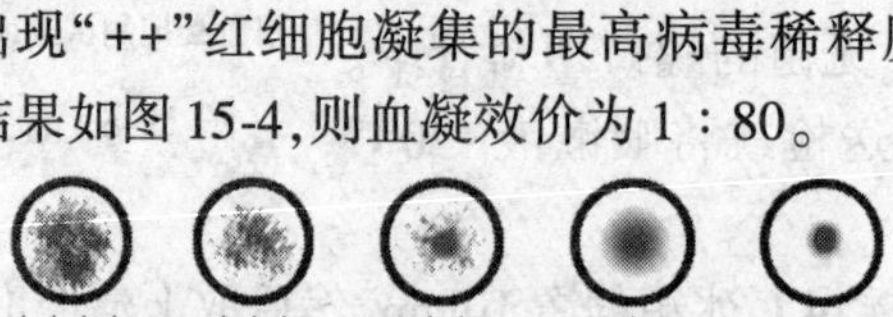

图 15-4 血凝试验结果

【实验结果】

结果举例如表 15-2。

表 15-2　流感病毒红细胞凝集试验结果举例

孔号	1	2	3	4	5	6	7	8	9	10
病毒稀释度	1 : 10	1 : 20	1 : 40	1 : 80	1 : 160	1 : 320	1 : 640	1 : 1280	1 : 1280	对照
结果举例	++++	++++	++++	+++	++	++	+	–	–	–

判断血凝效价为 1 : 320。

如血凝试验为阳性，则可进行血凝抑制试验，鉴定病毒的型和亚型。

【注意事项】

(1) 稀释混匀病毒液时，吸管要近血凝板的孔底，吹吸时要轻、稳，尽量减少气泡产生。

(2) 加红细胞时，应从最后一孔起向前加。加样的吸管不能交叉使用，否则会影响实验结果的准确。

(3) 加样完毕，可将血凝板放光滑台面上慢慢划圈摇匀，但要防止液体溅出。

(4) 观察结果时，可在血凝板底部垫上白纸，减少移动并按时观察。首先应检查对照孔是否正确。

(5) 判定时结果与温度和时间有关。温度高时，结果出现快，需要的时间短；温度低时，结果出现晚。

四、血凝抑制试验

【实验原理】

流感病毒表面的血凝素与相应的血凝素抗体发生特异性结合后，则不能与红细胞结合，红细胞不出现凝集现象，即为红细胞凝集抑制，简称血凝抑制(HI)。试验中若用已知抗体(病毒免疫血清)，可鉴定分离病毒的型及亚型；若用已知病毒，则可测定患者血清中相应抗体，但应先将患者血清进行处理，以除去其中的非特异性抑制物或凝集素，并需取双份血清做两次试验，若恢复期血清抗体效价比发病早期升高 4 倍以上，再结合临床即有确诊意义。

【实验材料】

患者血清、4 个单位的流感病毒血凝素、0.5% 鸡红细胞悬液、生理盐水、血凝板、1ml 吸管等。

【实验方法】

(1) 取洁净血凝板一块，编号，按表 15-3 操作并依次加入相应实验材料。

表 15-3　血凝抑制试验操作表

孔列号	1	2	3	4	5	6	7	8	9	10
生理盐水(ml)	0.9	0.25	0.25	0.25	0.25	0.25	0.25	0.25	0.25	0.25
患者血清(ml)	0.1	0.25	0.25	0.25	0.25	0.25	0.25	0.25	0.25	–
	弃去 0.5								弃去 0.25	

续表

孔列号	1	2	3	4	5	6	7	8	9	10
血清稀释度	1:10	1:20	1:40	1:80	1:160	1:320	1:640	血清对照	病毒对照	血球对照
4个单位病毒悬液(ml)	0.25	0.25	0.25	0.25	0.25	0.25	0.25	-	0.25	-
摇匀后,置室温静止20~30min										
0.5%鸡红细胞(ml)	0.25	0.25	0.25	0.25	0.25	0.25	0.25	0.25	0.25	0.25
摇匀后,置室温静止30~60min										

(2) 各孔滴加0.5%鸡红细胞悬液后混匀,在室温下静置,30min、60min各观察一次结果。一般以60min结果为准,但如果红细胞下滑显著,则以30min结果判读。

【实验结果】

结果观察时先查看各对照孔:血清对照不凝集(-),病毒对照完全凝集(++++),红细胞对照不凝集(-)。之后再观察其他各孔,各孔红细胞凝集程度,以"+"表示。

以完全抑制红细胞凝集(即不凝集)的血清最高稀释度为其血凝抑制效价。

结果举例如表15-4,其血凝抑制抗体效价为1:80。

表15-4 红细胞凝集抑制试验

孔号	1	2	3	4	5	6	7	8	9	10	11
患者血清稀释度	1:10	1:20	1:40	1:80	1:160	1:320	1:640	1:1280	病毒对照	血清对照	红细胞对照
结果举例	-	-	-	-	+	++	+++	++++	++++	-	-

【注意事项】

(1) 红细胞的浓度和4个血凝单位的病毒液要正确调制。

(2) 孵育时间不宜过长,因为有些病毒的血凝现象因病毒游离而很快消失。

(3) 红细胞凝集时,红细胞分散在管底四周呈界限明显的扣状凝集者判为阳性"+",无凝集或凝集抑制时,红细胞集于管底呈点状为阴性"-"。有些实验人员建议判定时倾斜血凝板,观察如有"泪滴痕"现象或管底流动现象者判定为阴性。

(4) 鉴定未知病毒时对照应有红细胞对照、阴性血清对照、标准血清对照。

HI试验不适用于流感的早期诊断,但在不能分离病毒或病毒分离阴性时,检测患者的急性期和恢复期双份血清有助于近期感染的诊断,即如恢复期血清抗体效价(滴度)高于急性期血清抗体效价的4倍,确诊可成立。

【讨论题】

(1) 血凝试验中为什么要加补充液?

(2) 血凝试验和血凝抑制试验中空白对照的意义是什么?

附:

1. 血凝素单位的调配 血凝抑制试验前,必须调配血凝素单位。

(1) 假定“++”红细胞凝集滴度为 1：320，则 4 个单位的病毒血凝素为 320/4 = 80，即把病毒的血凝素用生理盐水稀释至 1：80。现试验中要配制 20ml 含有 4 个单位血凝素的病毒悬液，则 20/80 = 0.25，即 19.75ml 生理盐水中应加入病毒血凝素 0.25ml。

(2) 4 个单位血凝素配制后，应检验是否正确，可以用 4 个单位的血凝素 0.2ml 与等量的生理盐水做倍比稀释，共稀释 3 个孔，即第 1 孔有 2 单位，第 2 孔为 1 单位，第 3 孔为 0.5 单位，然后在上述 3 个孔中加入等量 0.5% 鸡红细胞悬液，混匀，置室温 45min 观察结果：第 1 孔为“++++”、第 2 孔为“++”、第 3 孔为“-”或“±”。符合上述者可用于血凝抑制试验，如不符合上述结果，应加适量的血凝素或生理盐水进行调整。

2. 0.5% 鸡红细胞悬液的制备

(1) 由公鸡翅膀静脉或心脏采血，以 1 份血加入 4 份 Alsever 血球保存液，迅速混合。如不立即使用则存放于 4℃冰箱，可保存数周之久。

(2) 取抗凝鸡血加入离心管，用生理盐水洗 3 次，最后一次 2000r/min 离心 10min 洗涤后，根据红细胞积压体积用生理盐水稀释成 0.5% 即可。置 4℃保存(一般不超过 1 星期)。

（张艳丽）

附录　常用细菌的染色技术

细菌涂片的制备、染色及形态的观察在微生物学实验教学过程中是一个不可忽视的基本环节和技术。由于细菌本身半透明，故直接于显微镜下观察时看不清其形态和结构，经适当染色后，方能在显微镜下观察清楚。

细菌的染色是染料分子与细菌成分相结合的化学过程。细菌的等电点较低，pH 在 2～5，故在中性、碱性或弱碱性溶液中，细菌多带负电荷，易与带正电荷的碱性染料结合而着色。所以，在微生物学中常采用亚甲蓝、碱性复红、结晶紫等碱性染料进行染色。

细菌的染色法包括单染色法及复染色法。

一、细菌涂片的制作

为了能在显微镜下看清细菌的形态特点，对细菌涂片的制作有一定要求，即涂片不能太厚，细菌在涂片中最好呈单层分布，另外为了观察细菌的典型形态，应取处于对数生长期的细菌进行涂片。

【实验材料】

菌液、载玻片、接种环、酒精灯。

【实验方法】

1. 涂片　取清洁无油玻片一块，置火焰上通过数次，用烧灼并冷却了的接种环取菌液 1～2 环，均匀涂布于载玻片中央（直径 1～1.5cm）。若取菌落涂片，则需先用接种环取生理盐水 1～2 环置载玻片上，再用烧灼且已冷却的接种环取菌落少许放在生理盐水内研磨均匀，涂成直径 1～1.5cm 的菌膜。接种环经火焰灭菌后方可放回原处。

2. 干燥　涂片放室温自然干燥，也可将标本面向上，在离火焰约 15cm 高处微微加热烘干，但切勿靠近火焰，或用电吹风吹干。

3. 固定　常用加热固定法，其主要目的是使菌体较牢固黏附于载玻片，在染色时不致被染液和水冲掉，并杀死细菌。方法是手执载玻片一端，标本面向上，在火焰外焰上水平地迅速来回通过 3 次，注意温度不宜太高，以玻片反面触及手背部皮肤热而不烫为宜。

二、亚甲蓝染色法

亚甲蓝染色法为常用的单染色法，常常用于白喉棒状杆菌异染颗粒的染色。

【实验方法】

（1）自吕氏血清斜面上取白喉棒状杆菌菌苔做涂片、干燥、固定。

（2）在制好的涂片上滴加碱性亚甲蓝染色液 1～2 滴，染色 2～3min 后，倾斜载玻片，用自来水轻轻冲洗，待干即成。

【实验结果】

白喉棒状杆菌染成浅蓝色，异染颗粒呈深蓝色。

三、革兰染色法

具体方法见实验二。

四、抗酸染色法

具体方法见实验二十一。

五、金胺染色法

【实验方法】

(1) 按常规方法制备痰涂片并固定。

(2) 加金胺染液1～2滴，染4min后水洗，甩干。

(3) 用酸性乙醇脱色4min，用高锰酸钾溶液冲洗，干后用荧光显微镜观察。

【实验结果】

抗酸阳性菌呈亮黄色荧光。

六、奈瑟染色法

【实验方法】

(1) 于已固定的涂片上，加奈瑟染液第一液，染4～5min。

(2) 倾去染液，水洗，甩干。

(3) 加第二染液1～2滴，染1～2min。

(4) 倾去染液，水洗，待干后镜检。

【实验结果】

白喉棒状杆菌染色后，菌体呈黄褐色，异染颗粒呈蓝黑色。

七、鞭毛染色法

【实验方法】

(1) 将有鞭毛细菌每日在肉汤培养基中移种一次，共7次。

(2) 取出琼脂斜面培养基内的凝结水，换以无菌生理盐水2ml，接种一环菌至琼脂斜面与液体交界部位，再自该部向上划线。

(3) 37℃培养7～16h后以接种环自该交界处取出一环菌液，轻轻放在盛有3～4ml蒸馏水的小碟表面，使细菌自由分散，浮在液体表面，静置4～5min，用接种环由上层液面轻轻挑取一环菌液，放在高度洁净无油脂的玻片上，切勿研磨和摇动，置37℃温箱内让其自干(不能以火焰固定)。

(4) 滴加染液染色1～2min，轻轻水洗，干后镜检。

【实验结果】

菌体和鞭毛皆为红色，菌体染色较鞭毛为深。

八、荚膜染色法

【实验方法】

(1) 将有荚膜的细菌涂片、自然干燥、火焰固定。

(2) 滴加结晶紫溶液,在酒精灯上略加热,使之冒蒸气为止。

(3) 用200g/L 的硫酸铜溶液将涂片上的染液洗去。

(4) 以吸水纸吸干后镜检。

【实验结果】

菌体及背景呈紫色,菌体周围有一圈淡紫色或无色的荚膜。

九、芽胞染色法

【实验方法】

(1) 将有芽胞的细菌涂片,自然干燥后火焰固定。

(2) 滴加石炭酸复红于涂片上,并以弱火加热,使染液冒蒸气约 5min,冷后水洗。

(3) 用 95% 乙醇脱色 2min,水洗。

(4) 碱性亚甲蓝复染 0. 5min,水洗、待干后镜检。

【实验结果】

芽胞呈红色,菌体呈蓝色。

十、细菌核质染色法

细菌无成形的核,只是在细胞质的某些部位有 DNA 的浓集,而细胞质中含大量嗜碱性的 RNA,经碱性染料染色后,会因胞质普遍着色而看不清核质,所以核质染色的关键是先水解去除胞质中的 RNA,再染色方可清楚地看到其核质。

【实验材料】

(1) 蜡样杆菌琼脂斜面 4h 培养物。

(2) 甲醇、HCl(1mol/L)、姬姆萨染色液、新鲜双蒸水(pH 7.0)。

【实验方法】

(1) 将蜡样杆菌培养物常规涂片,甲醇固定。

(2) 将涂片置 60℃ HCl(1mol/L)中水解 10min。

(3) 取姬姆萨染色液 2 ~3 滴加入 1ml pH 7.0 的新鲜双蒸水中,用此液染色 30min。

(4) 待涂片干后置油镜下观察。

【实验结果】

胞质呈浅紫红色,核质呈深紫色。

十一、细菌细胞壁染色法

【实验材料】

(1) 蜡样杆菌琼脂斜面 4h 培养物。

(2) 5%鞣酸、0.5%结晶紫水溶液、0.5% 刚果红。

【实验方法】

(1) 将蜡样杆菌培养物常规涂片,自然干燥(不需固定)。

(2) 用5%鞣酸染色30~60min,然后水洗,将涂片上的积水甩干。

(3) 加0.5%结晶紫染色2min,然后水洗甩干。

(4) 用0.5%刚果红脱色2~3min。

(5) 将涂片印干,置油镜下观察。

【实验结果】

细胞壁为紫红色。

十二、螺旋体改良镀银染色法

【实验材料】

(1) 吐温-80储备液:吐温-80 10ml、95%乙醇100ml。

(2) 固定液:吐温-80储备液2ml、浓甲酸5ml、95%乙醇10ml。

(3) 染色液:50g/L硝酸银溶液。

(4) 显影液:对苯二酚(氢醌)200mg;吡啶2.5ml。

(5) 饱和松香油1.0ml、1.25g/L的无水亚硫酸钠溶液40ml。

【实验方法】

(1) 涂片的制作:于载玻片上加蒸馏水一滴,再加患者标本一滴,以另一玻片角将两者充分混匀,推成厚片待干。

(2) 在涂片上加固定液作用5min后,水洗。再置于60~70℃加热器上以染色液染色5~7min。

(3) 倾去染色液,加显影液,边加边轻轻摇动玻片,显影数秒至1min,如涂片处呈现棕黄色,则水洗吸干,油镜检查。

【实验结果】

背景为淡黄色,钩端螺旋体染成黑褐色。

(张艳丽)

医学微生物学实验报告册

学　校________________________________

________年级__________专业________班

姓　名________________________________

学　号________________________________

装订线

细菌学实验报告

一、绘图：细菌的基本形态及特殊结构

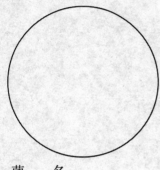

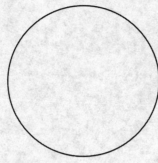

菌　　名____________
染色方法____________
放大倍数____________

菌　　名____________
染色方法____________
放大倍数____________

菌　　名____________
染色方法____________
放大倍数____________

菌　　名____________
染色方法____________
放大倍数____________

菌　　名____________
染色方法____________
放大倍数____________

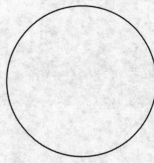

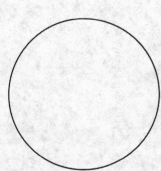

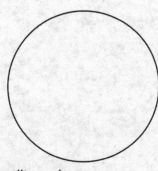

菌　　名____________
染色方法____________
放大倍数____________

二、记录细菌生化反应的试验结果

<table>
<tr><th>试验名称</th><th>菌名</th><th>培养基名称</th><th>结果</th></tr>
<tr><td rowspan="4">单糖发酵试验</td><td rowspan="2"></td><td></td><td></td></tr>
<tr><td></td><td></td></tr>
<tr><td rowspan="2"></td><td></td><td></td></tr>
<tr><td></td><td></td></tr>
<tr><td rowspan="2">吲哚试验</td><td></td><td rowspan="2"></td><td></td></tr>
<tr><td></td><td></td></tr>
<tr><td rowspan="2">硫化氢试验</td><td></td><td rowspan="2"></td><td></td></tr>
<tr><td></td><td></td></tr>
<tr><td rowspan="2">尿素酶试验</td><td></td><td rowspan="2"></td><td></td></tr>
<tr><td></td><td></td></tr>
<tr><td rowspan="2">细菌的色素</td><td></td><td rowspan="2"></td><td></td></tr>
<tr><td></td><td></td></tr>
</table>

装订线

三、描述细菌在各种培养基上的生长情况

（一）细菌在固体琼脂培养基上生长情况的观察

1. 枯草杆菌(普通琼脂平板)

2. 金黄色葡萄球菌(血琼脂平板)

（二）细菌在液体培养基上生长情况的观察

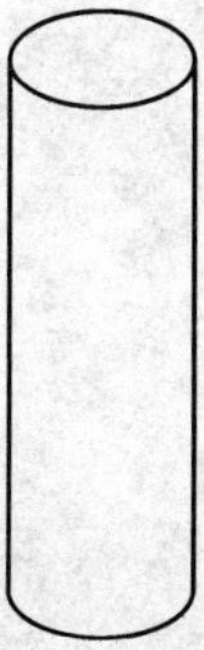

菌　　名＿＿＿＿＿＿

生长情况＿＿＿＿＿＿

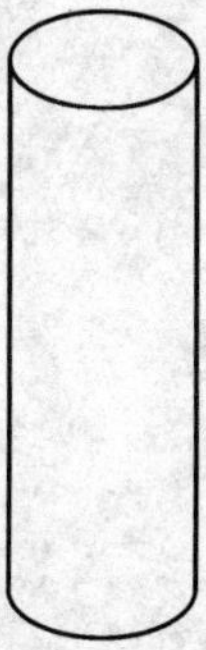

菌　　名＿＿＿＿＿＿

生长情况＿＿＿＿＿＿

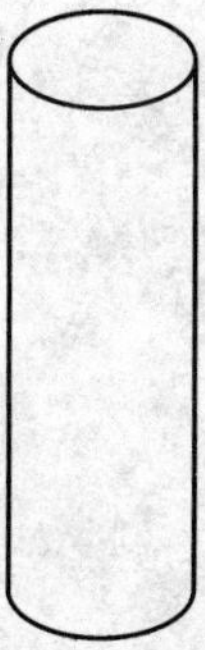

菌　　名＿＿＿＿＿＿

生长情况＿＿＿＿＿＿

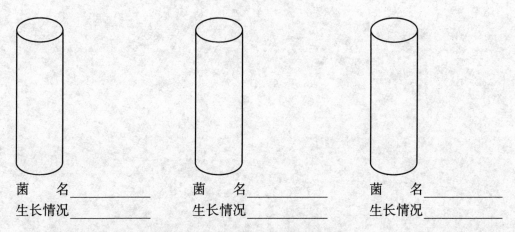

（三）细菌在半固体培养基上生长情况的观察

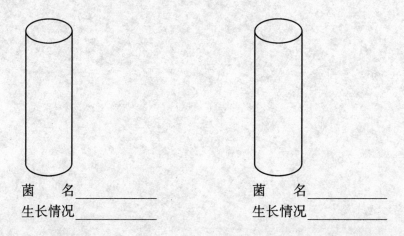

菌　　名＿＿＿＿＿＿

生长情况＿＿＿＿＿＿

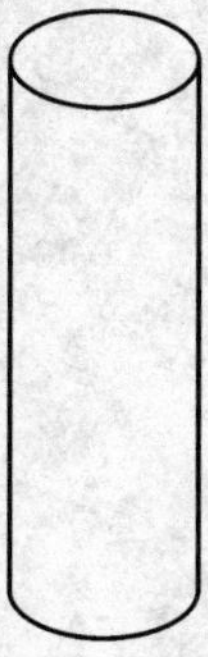

菌　　名＿＿＿＿＿＿

生长情况＿＿＿＿＿＿

四、记录分区划线的结果(菌落特征)及革兰染色的结果

1. 甲菌

菌落特征：

镜下情况：

装订线

2. 乙菌

菌落特征：

镜下情况：

五、记录并分析药敏试验结果

试验结果记录：

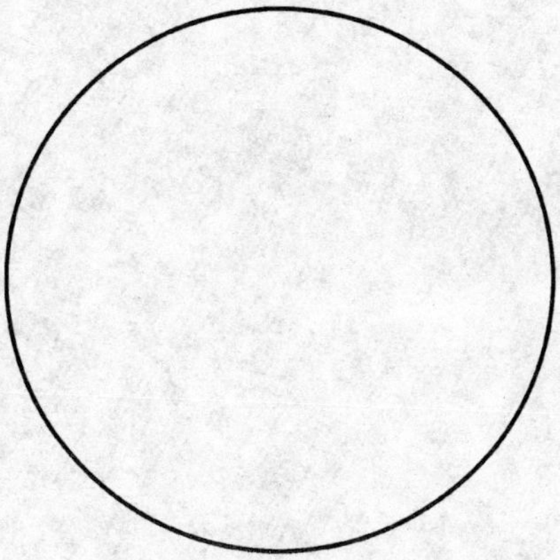

菌名	抗生素	抑菌圈直径(mm)	报告

讨论：

装订线

六、绘图：常见病原性球菌（链球菌、脑膜炎球菌、淋球菌等）

菌　　名____________
染色方法____________
放大倍数____________

菌　　名____________
染色方法____________
放大倍数____________

菌　　名____________
染色方法____________
放大倍数____________

讨论：

装订线

七、血浆凝固酶试验(玻片法)

原理：

方法(玻片法)：

结果：

装
订
线

八、抗链球菌溶血素“O”试验

原理：

方法、结果及抗 O 抗体效价(列表记录结果和抗体效价)：

装订线

九、绘图：常见肠道致病菌（大肠埃希菌、志贺菌或伤寒杆菌）

菌　　名____________　　菌　　名____________　　菌　　名____________

染色方法____________　　染色方法____________　　染色方法____________

放大倍数____________　　放大倍数____________　　放大倍数____________

讨论：

装订线

装订线

十、记录大肠埃希菌、痢疾杆菌、伤寒沙门菌、乙型副伤寒沙门菌、变形杆菌在SS培养基上的菌落特征和在双糖铁培养基、蛋白胨水培养基、尿素培养基上的生化反应和动力结果

1. 五种肠道杆菌在SS培养基上的菌落特征

培养基 / 菌名	SS琼脂平板
大肠埃希菌	
变形杆菌	
伤寒沙门菌	
乙型副伤寒沙门菌	
痢疾杆菌	

2. 五种肠道杆菌在双糖铁培养基、蛋白胨水培养基和尿素培养基上的生化反应、动力试验的结果

菌名	生化反应					动力
	葡萄糖	乳糖	H_2S	尿素	靛基质	
大肠埃希菌						
变形杆菌						
乙型副伤寒沙门菌						
伤寒沙门菌						
痢疾杆菌						

十一、记录并分析肥达试验的结果

管号	血清稀释度	TO	TH	TA	TB
1	1∶40				
2	1∶80				
3	1∶160				
4	1∶320				
5	1∶640				
6	1∶1280				
7	对照				
效价					

结果分析：

装订线

十二、记录粪便标本中肠道病原菌的检查程序及结果，并写出报告

1. 粪便标本中肠道致病菌的分离鉴定程序

2. SS 平板上肠道致病菌菌落的特征记录

装订线

3. 双糖铁培养基上细菌生化反应结果记录

	观察指标	结果
上层	乳糖发酵试验	
	H_2S 试验	
下层	葡萄糖发酵试验	
	动力试验	

根据生化反应结果，初步判定细菌属性：

4. 血清学试验(玻片凝集试验)结果记录

对照侧	实验侧
NS + 待检细菌	______诊断血清 + 待检细菌

凝集结果：

5. 粪便标本中肠道致病菌分离鉴定的检验报告

十三、绘图：白喉棒状杆菌、结核分枝杆菌

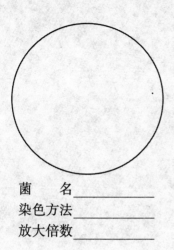

菌　　名____________

染色方法____________

放大倍数____________

菌　　名____________

染色方法____________

放大倍数____________

讨论：

装订线

十四、绘图：常见厌氧性细菌
（破伤风梭菌、产气荚膜梭菌、肉毒梭菌等）

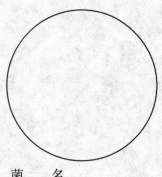

菌　　名____________
染色方法____________
放大倍数____________

菌　　名____________
染色方法____________
放大倍数____________

菌　　名____________
染色方法____________
放大倍数____________

装订线

十五、绘图：常见动物源性细菌
（布鲁菌、炭疽芽胞杆菌、鼠疫杆菌等）

菌　　名____________
染色方法____________
放大倍数____________

菌　　名____________
染色方法____________
放大倍数____________

菌　　名____________
染色方法____________
放大倍数____________

真菌、衣原体、立克次体、支原体、螺旋体实验报告

一、绘图：常见病原性真菌

菌　　名____________
染色方法____________
放大倍数____________

菌　　名____________
染色方法____________
放大倍数____________

菌　　名____________
染色方法____________
放大倍数____________

菌　　名____________
染色方法____________
放大倍数____________

菌　　名____________
染色方法____________
放大倍数____________

菌　　名____________
染色方法____________
放大倍数____________

装订线

二、绘图：衣原体、立克次体、支原体、螺旋体

菌　　名____________
染色方法____________
放大倍数____________

菌　　名____________
染色方法____________
放大倍数____________

菌　　名____________
染色方法____________
放大倍数____________

菌　　名____________
染色方法____________
放大倍数____________

菌　　名____________
染色方法____________
放大倍数____________

菌　　名____________
染色方法____________
放大倍数____________

装订线

病毒学实验报告

一、绘图：狂犬病毒包涵体（内基小体）、麻疹病毒包涵体

名　　称____________

染色方法____________

放大倍数____________

名　　称____________

染色方法____________

放大倍数____________

讨论：

装订线

二、流感病毒血凝试验

原理：

方法、结果(列表写出方法、并在表中记录结果)：

装
订
线

血凝效价：

三、流感病毒血凝抑制试验

原理：

方法、结果(列表写出方法、并在表中记录结果)：

装订线

血凝抑制效价：